Homöopathie und...

Eine Schriftenreihe, ein Glasperlenspiel

Dreizehnte Ausgabe:

Johnny Cash
Elvis Presley
Freddie Mercury
Amy Winehouse

Von:
Angelika Eppig
Patrick C Hirsch
Dieter Albin Elendt

I know,
It's only Rock 'n' Roll.
But I like it.

The Rolling Stones

Homöopathie und...

Eine Schriftenreihe, ein Glasperlenspiel

Herausgeber: Dieter Albin Elendt

Dreizehnte Ausgabe:

Angelika Eppig: Amy Winehouse

Patrick C Hirsch: Freddie Mercury

Dieter Albin Elendt: Johnny Cash, Elvis Presley

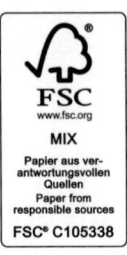

Bibliografische Informationen der Deutschen Nationalbibliothek
Die Deutsche Nationalbibliothek verzeichnet diese Publikation in der deutschen Nationalbibliografie; detaillierte Informationen sind im Internet über <http://dnb.dbb.de> abrufbar.

Verlag: BoD · Books on Demand GmbH, In de Tarpen 42, 22848 Norderstedt
Druck: Libri Plureos GmbH, Friedensallee 273, 22763 Hamburg
ISBN: 978-3-7693-0090-1
Kontakt zum Hrsg.: crotaluscascavella@icloud.com

Inhalt

Vorwort des Herausgebers

Was braucht man, um als Musiker populär zu werden? Ganz sicher sollte man Talent und Können vorweisen können. Aber nicht alle Berühmten können damit aufwarten. Wenn sich ein Eric Clapton in Jeans und T-shirt irgendwo hinstellt und seine Gitarre auspackt, ist er sich des Publikums sicher. Er kann es eben. Mehr braucht es nicht. Wenn man sich hingegen Elvis Presleys frühes Gitarrenspiel ansieht, könnte man davonlaufen. Und der Gesang... Man sieht und hört, wie der Schmalz aus dem Trichter tropft.

Elvis Presley brauchte ein ganzes Ende mehr, um berühmt zu werden. Freddie Mercury hatte beides: Das Können und das „Drumherum". Johnny Cash hat das Drumherum bewusst klein gehalten. Er wollte als „einer von uns" gelten oder gar einer von uns sein. Mit dem Drumherum meine ich nicht nur die Show, wenngleich auch die wichtig ist. Sondern etwas schwer Fassbares. Ob wohl auch sie weitgehend auf die Show verzichtet hat, besaß Amy Winehouse dieses Etwas, und die anderen in diesem Band behandelten Personen hatten es auch.

Die Frage ist, was das ist, dieses Faszinierende, das uns da anspricht. Ganz sicher ist es etwas Narzisstisches. So verehrt zu werden, so im Mittelpunkt zu stehen, diesen Wunsch haben wir doch alle. Natürlich gibt es auch solche unter uns, die diesen Wunsch negieren – was nicht ausschließt, dass er ganz in der Tiefe nicht doch da ist.
Aber da ist noch etwas: Gerade junge Leute erliegen ja gern dieser Anziehungskraft. Was aber zieht da so an? Natürlich die Möglichkeit, ganz anders zu sein...
In einem Seminar versuchten wir einmal, eine Art Überschrift für die Pubertät/die Teenager-Zeit zu finden. Ein Vorschlag war

„Irgendwie ganz anders!"

Und dieses ganz Andere bekommen wir präsentiert. Gewissermaßen sind wir gespalten zwischen unserer Alltagspersönlichkeit und dem, was uns da auf der Bühne präsentiert wird.

Gespalten ist aber auch das Idol, das uns in seinen Bann zieht. Diese Leute sind nämlich tatsächlich nicht die ganze Zeit so wie auf der Bühne. Wir wissen das, wir wissen auch, dass wir niemals so werden können, aber dennoch ist in diesem Moment alles irgendwie ganz anders.

Interessanterweise sind diese beiden Bestimmungsstücke der Bühnenpersönlichkeit – der Narzissmus und die Dissoziation (und womöglich noch ein paar mehr) auch als Zeichen von psychischer Krankheit bekannt. Die Grenzlinie wird nicht immer leicht zu bestimmen sein

Und an dieser Stelle kommen wir dann auch zu den Drogen. Zumindest im Bereich von Rock und Pop werden Künstler, die keine Drogenerfahrungen haben, wohl die absolute Ausnahme sein. Aber auch bei klassischen Komponisten war Drogengebrauch durchaus nicht unüblich, insbesondere Alkohol.

Es wird zu fragen sein, was die Drogen mit der besonderen psychischen Konstellation zu tun haben, die den Bühnenkünstler ausmacht. Führen sie womöglich die notwendige Spaltung herbei oder sorgen sie dafür, dass man dann auch wieder einer werden kann? Oder beides? Oder was noch? Letztgültig werden wir diese Fragen wohl in diesem Band nicht beantworten können, dennoch halte ich das Nachdenken darüber für wichtig, denn letzten Endes geht es ja nicht nur den Ärzten unter uns darum, Hilfe leisten zu können, wenn Freunde, Familienmitglieder oder Patienten, die nicht auf der Bühne stehen, ähnliche Problematiken aufweisen.

Im Zentrum steht dabei die psychodynamisch-homöopathische und miasmatische Betrachtungsweise.

Aschaffenburg, Icod de los vinos, Unna: Oktober 2024

Irgendwie ganz anders!

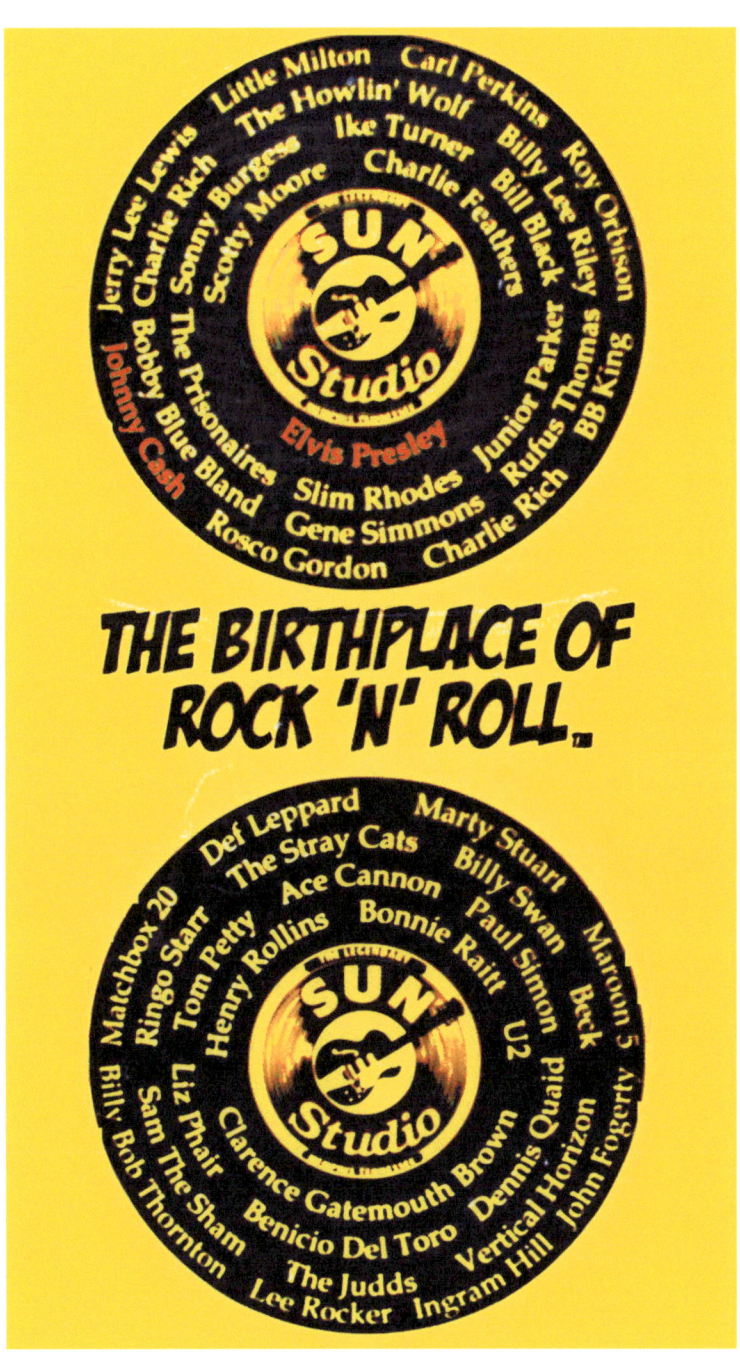

THE BIRTHPLACE OF ROCK 'N' ROLL.™

Von Dieter Albin Elendt

Elvis Presley und Johnny Cash

Anfang der 50er Jahre ereignete sich in Memphis/Tennessee Erstaunliches, das man im Nachhinein als Revolution in der Musik bezeichnen kann: Die Geburt des Rock 'n' Roll.

Im Zentrum dessen standen ein kleines Studio namens Sun Records und dessen Chef, Sam Philips.
Dieses Studio brachte anfangs vor allem Musik schwarzer Künstler heraus, was im Tennessee jener Zeit schon eine Herausforderung war. Die „Rassentrennung" war noch weitgehend intakt, dennoch hörten viele Weiße heimlich „schwarze" Musik und manche versuchten sich auch an ihr.
Man kann fast sagen, dass über die Musik die Rassentrennung relativiert wurde, was von dort aus schließlich weitere Kreise zog.

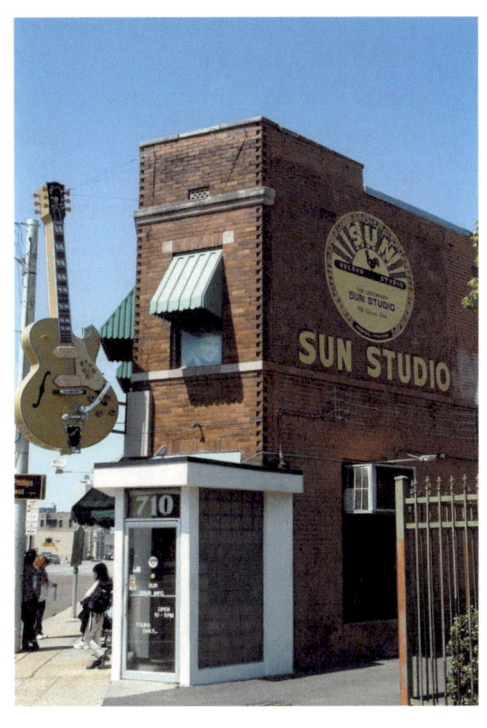

Von der schwarzen Seite kam vor allem der Blues bzw. der „Rhythm and Blues" (letzteren kann man nicht klar definieren) oder auch der Boogie-Woogie.
Von der weißen Seite kam die Country-Musik in ihren verschiedenen Formen, die ich hier nicht weiter differenzieren möchte (und was durch die Tatsache, dass ich hier keinen Sound abdrucken kann, sowieso unmöglich ist).
Ein paar „Weiße" gab es auch, die manche Sachen von der „schwarzen" Musik übernahmen. Dazu trug wahrscheinlich auch bei, dass sich

ihre Lebensbedingungen gar nicht so sehr von denen der „Schwarzen"
unterschieden. Die USA befanden sich in einer Krise.

Es gab nur wenige Möglichkeiten: Die Landwirtschaft, bei der an
erster Stelle die Baumwolle stand oder Lohnarbeit für sehr geringen
Lohn. Man nahm einfach jede Arbeit an, die es überhaupt gab oder
man versuchte, wegzukommen – aber woanders war es wahrscheinlich auch nicht besser. Eine Möglichkeit der Fantasie war für „Weiße"
die Karriere als Country-Musiker, wozu man aber immerhin auch etwas Talent brauchte.

Elvis Presley und Johnny Cash versuchten das. Beide kreuzten mit
etwa einem halben Jahr Unterschied im Plattenstudio „Sun Records"
auf und beide machten dort ihre ersten Aufnahmen, die nicht nur ihnen selbst, sondern auch dem Plattenlabel schließlich zum Ruhm ver-
halfen.

Beide, Johnny Cash und Elvis Presley wurden in kleinen Ortschaf-
ten geboren, mit gerade einmal 200 km Abstand, Johnny Cash am
26.2.1932 in Kingsland, Arkansas und Elvis Presley am 8.1.1935 in
Tupelo, Mississippi. Wenn man beide Häuser der Kindheit vergleicht,
dann wird die Ähnlichkeit ihrer Lebensumstände sehr deutlich (links
Elvis, rechts Johnny Cash).

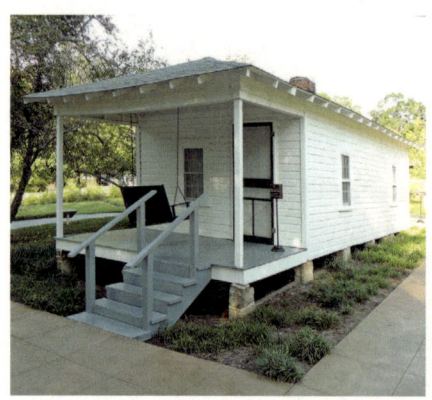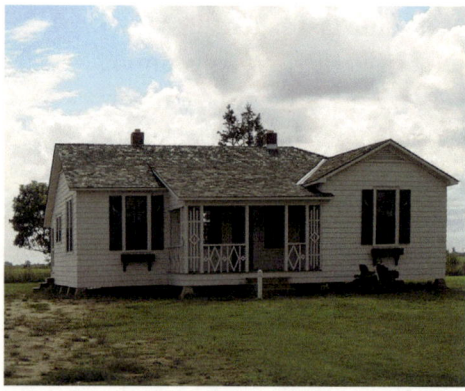

Natürlich sind beide Häuser restauriert, zu der Zeit, als sie bewohnt
waren, mag es anders ausgesehen haben. Und man muss auch sagen,
dass diese beiden Häuser schon eher luxuriös waren, vorher wohn-

ten die Cashs in einem Haus ohne Fenster, in dem alte Lappen vor den Fensteröffnungen hingen. Und Elvis Presleys Familie verlor das Haus, in dem sie wohnten, worauf sie sehr beengt und insgesamt unter schlechten Verhältnissen zur Miete in Memphis wohnen mussten.

Johnny Cash: Herkunftsfamilie, Kindheit und Jugend

Elvis Presley bekam ja irgendwann den Beinamen „The King". Gepasst hätte er hingegen auch – sogar besser – auf Johnny Cash, der wirklich ein Nachfahre einer Nebenlinie des schottischen Königshauses war. Von Malcolm IV ist die Rede, dem „Jungfräulichen", der im 12. Jahrhundert kurze Zeit herrschte. Von dessen Schwester Ada zweigt die Linie ab, die schließlich zu Johnny Cash führt. „Caesche" war der ursprüngliche Name, der schließlich, nachdem ein Vorfahre nach Amerika auswanderte, zu „Cash" wurde. Auch der Vorname, „Johnny" ist sein richtiger Name, denn er hieß tatsächlich John Ray Cash (Ray nach dem Vater Raymond). Gerufen wurde er als Kind „J.R.", bei der Armee musste aber ein Vorname angegeben werden, so dass er sich „John R." nannte. Er war das vierte von sieben Kindern. Ganz besonders nahe stand ihm sein zwei Jahre älterer Bruder Jack, der mit 14 Jahren nach einem Unfall starb. Er war in eine laufende Kreissäge gefallen, bei der der Fallschutz entfernt worden war.

Bei diesem für J.R. ganz offensichtlich traumatischen Ereignis bietet sich eine erste homöopathische Betrachtung an. Es scheint nämlich so gewesen zu sein, dass J.R. wie auch die Mutter (und auch Jack selbst) die Gefahr vorausgeahnt hatten. Jedenfalls wird das von der Familie übereinstimmend berichtet. Die alternative Möglichkeit für jenem Tag wäre gewesen, dass Jack mit John zum Angeln gegangen wäre; Jack lehnte das jedoch ab, weil er sich verpflichtet fühlte, der Familie mit jedem möglichen Geldbeitrag zu helfen.

Bei einer solchen homöopathischen Betrachtung geht es nicht darum, ob wir persönlich an die Möglichkeit solcher Vorahnungen glauben, sondern darum, dass die Familie Cash übereinstimmend von einem solchen unguten Gefühl berichtete, das sie befiel, als Jack zur Arbeit ging. Hiermit können und sollten wir uns beschäftigen und hierfür hält das Repertorium ein paar Rubriken bereit. Zu betonen ist, dass das Folgende keine Repertorisation ist, sondern nichts weiter als eine Zusammenstellung von möglichen Rubriken (und wahrscheinlich ist diese nicht einmal vollständig)!

1	Gemüt - Hellsehen	68
2	Gemüt - Vorahnungen	42
3	Gemüt - Furcht - geschehen; etwas werde - Grauenhaftes, Furchtbares werde geschehen; etwas	22
4	Gemüt - Angst - Kinder - um seine	19
5	Gemüt - Angst - andere, um	45
6	Gemüt - Angst - andere, um - geliebte Personen; um	4
7	Gemüt - Furcht - Gefahr, vor drohender	43
8	Gemüt - Angst - Familie, um seine	36

	carc.	calc.	phos.	vanil.	acon.	dulc.	tritic-vg.	ars.	fl-ac.	sep.
	7/8	6/8	5/8	5/5	4/7	4/7	4/7	4/6	4/5	4/5
1	1	1	2	1	2	1	2			
2	2	2	1		2			1	2	1
3	1	2							1	2
4	1	1	1	1	1			2		1
5	1	1	3	1	2	2	1	2	1	1
6				1			2			
7	1			1		2	2		1	
8	1	1	1			2		1		

Ich finde die hier versammelten Arzneimittel interessant, allen voran Carcinosinum, das gewissermaßen leitmotivisch an der Spitze steht:

Carc.: Die ursprüngliche Einheit, die länger aufrechterhalten wird als es gut für die jeweilige Person wäre oder aber ein bedeutender Mangel an dieser Aufgehobenheit.

Calc.: Wenn man mit Ortega die Psora als Miasma des Mangels bezeichnen will, so ist Calcium carbonicum das zentrale Mittel dafür, nämlich für den Mangel, der dem eben beschriebenen von Carcinosinum recht ähnlich ist. Ist die von Carcinosinum ausgehende Entwicklung jedoch ein Stück weiter fortgeschritten, sodass die Selbstverständlichkeit der Dual-Union schon nicht mehr dominiert, wird ein Ersatz nötig (und möglich). Bei Calcium kann das Essen einen solchen Ersatz bieten, es können auch (nicht nur bei Calc.) Drogen sein.

Phos.: Phosphorus-Menschen sind bekannt für ihre Zugewandtheit für ihr Mitfühlen-Können, für ihre Affizierbarkei in jeglicher Hinsicht (als Beispiel mag die bekannte Empfindlichkeit auf das Heranziehen eines Gewitters erwähnt sein), aber auch dafür, dass ihr großes Interesse schnell nachlässt, wenn der Auslöser kurze Zeit nicht da ist. Es scheint, als hätten sie kein inneres Zentrum, das eine gewisse Stabilität über längere Zeit erhalten kann. Mit anderen Worten kann man eine Ich-Schwäche nachweisen, die dadurch entstanden ist, dass es in der Psora zu wenig Reibung gab, weil diese Kinder immer so waren, wie alle erwartet haben. Man könnte fast sagen, Phosphorus sei so etwas wie das Calcium der Tuberkulinie.

Vanil.: Vanille ist Phosphorus und Carcinosinum nicht unähnlich. Dieses Bedürfnis nach Liebe, nach Zuwendung, nach schönen Dingen finden wir auch dort. Man bedenke, dass menschliche Muttermilch Vanille-Aromen hat und dass Vanille der Geruch und der Geschmack ist, den die allermeisten Menschen mögen.

Acon., Dulc. und Ars: Diese Mittel erscheinen mir hier etwas als Fremdkörper, geht es bei ihnen doch eher um Dominanz über andere. Sieht man aber genauer hin, dann erfüllt diese Dominanz einen wichtigen Zweck: Unterstützung von den dominierten Personen zu bekommen (insbesondere bei Dulcamara). Hier ist sozusagen die Dominanz die Kompensation der mangelnden Stabilität (wie auch bei Arsen die sprichwörtliche Ordnung).

Tritic-vg.: Dieses Mittel kenne ich aus eigener Erfahrung nicht allzu gut. Mir scheint aber, dass sich hier das Bedürfnis nach Umsorgtsein/Eingewobensein (Carc) trifft mit den rationalisierenden Rückzugstendenzten von Natrium muriaticum. Mit anderen Worten dürfte es sich um ein carcinosinisch-tuberkulinisches Mittel handeln. Zu den meisten anderen Mitteln, die vielleicht noch in Frage kommen, fällt mir nicht wirklich etwas ein, wohl aber zu Heroinum, einem kleinen Mittel an 14. Stelle. Bei Heroin wird sehr deutlich, dass es darum geht, aus der Ich-haften Existenz im Alltag zurückzufinden in eine Undifferenziertheit, die an Bewusstlosigkeit grenzt

Was hat das aber alles mit der Frage nach Vorahnungen zu tun? Ich hatte durchaus verschiedentlich mit Patienten zu tun, die meinten, sie hätten gelegentlich Vorahnungen bzw. seien hellsichtig. Ich fragte sie immer danach, wie das sei. In keinem Falle war es das Resultat des Denkens, sondern immer von so etwas wie ein Eintauchen in ein Größeres, ein „Bewusstseinsfeld", wie eine Patientin formulierte, in Verlust der ausschließlichen Fixierung auf die eigene Person. Und eben das scheinen mir die meisten der hier genannten Arzneimittel zu repräsentieren.

Nun sind Vorahnungen ganz bestimmt eine nette Sache, wenn es um die Lottozahlen des nächsten Wochenendes geht. Wenn sie sich aber darauf beziehen, dass einem geliebten Menschen etwas zustoßen könnte und wenn man trotzdem diesen Menschen nicht mit aller Kraft daran hindert, gewisse gefährliche Sachen zu tun, wenn dann auch noch die Familie meint: „Warum hast du denn nicht darauf bestanden, dass dein Bruder mit dir angeln geht?", wenn das auf Schuldgefühle trifft, die sich schon von allein entwickelt haben, wenn dann noch als Krönung irgendwann der Vater sagt, er hätte lieber John als Jack verloren, dann ist das überhaupt nicht mehr nett. Dann kann man sich in Schuldgefühlen zerfleischen.

Viel später sagte der längst erwachsene und berühmte Johnny Cash, den Tod des Bruders habe er sein ganzes Leben nicht verwinden können. Ich verstehe das vollkommen und ich denke, den meisten Leserinnen und Lesern wird es nicht anders gehen.

Und warum hätte nach Meinung des Vaters eher John sterben sollen als Jack? Weil Jack gearbeitet hat, weil er die Familie unterstützt hat, während John immer nur die Musik im Kopf hatte: „Brotlose Kunst!"

An dieser Stelle ist es möglich und sinnvoll, eine Repertorisation zu versuchen.

1	Gemüt - Angst - Gewissensangst	118
2	Gemüt - Beschwerden durch - Kränkung, Demütigung	79
3	Gemüt - Beschwerden durch - Verachtung; verachtet zu werden	32
4	Gemüt - tadelt sich selbst, macht sich Vorwürfe	87
5	Gemüt - Vorahnungen	42

	nat-m.	carc.	verat.	aur.	nux-v.	aur-m-n.	staph.	acon.	ars.	sulph.
	5/11	5/9	5/6	4/10	4/10	4/8	4/8	4/7	4/7	4/7
	11	9	6	10	10	8	8	7	7	7
1	2	2	2	4	2	2	1		3	3
2	3	2	1	2	2	2	4	2	1	2
3	3	1	1	2	3	2	2	1		1
4	2	2	1	2	3	2	1	2	2	1
5	1	2	1					2	1	

Hier dominieren ganz klar die Mittel, bei denen seelische Verletzungen auslösende Ursache waren, wie Staphysagria, Natrium muriaticum, Aurum muriaticum natronatium. Auch bei Veratrum finden wir dieses Gefühl, nicht genügen zu können. Bei allem großartigen Auftreten, welches Veratrum an sich haben kann, ist doch oft ein großer Teil von Überkompensation zu vermuten.

Für sehr wichtig halte ich auch Nux vomica, denn bei Nux vomica geht es darum, Forderungen zu erfüllen – klassischerweise die väterlichen –, alles hierfür zu tun und es doch nicht zu schaffen bzw. die Anerkennung dafür, es geschafft zu haben, nicht zu erhalten[1]. Das kann das ganze Leben bestimmen. Und ich denke, dass es bei Johnny Cash so war.

Die Mutter hingegen konnte die Musik akzeptieren. Sie sprach von einer „Gabe", die er zur Ehre Gottes einsetzen solle (sie hatte aber auch nichts gegen Songs außerhalb der Religion einzuwenden). Von dort bekam Johnny Cash also Unterstützung.

Anerkennung dafür, es geschafft zu haben, nicht zu erhalten[1]. Das Leben der Familie war nicht leicht. Zwar konnten sie ihr altes Haus eintauschen gegen ein besseres, in Dyess, da die Regierung mittellosen Farmern Grundstücke und Häuser zur Verfügung stellte, aber Baumwolle zu pflücken, ist kein einfacher Job. Ab fünf Jahren wurden die Kinder als Wasserträger ein gesetzt, ab acht haben sie dann Baumwolle gepflückt. Und mit jedem Jahr wurden die Erträge schlechter, weil der Boden ausgelaugt war und Dünger zu teuer. Harte Bedingungen können durchaus die Menschen hart machen. Offenbar ging es Johnny Cashs Vater so.

Da gibt es noch die Geschichte mit Johnnys Hund. Dieser war in den Hühnerstall eingebrochen und wurde vom Vater daraufhin kurzerhand erschossen. Hätte man nicht eine Geschichte erfinden können, dass er fortgelaufen sei?

Es ist aber nicht an uns, zu verurteilen oder zu verzeihen.

---

[1] Das Gefühl, nicht genügen zu können, haben beide, Nux vomica und Veratrum. Der Unterschied besteht in der Botschaft, die beide erhalten. Bei Nux vomica ist es ganz direkt: „Du taugst nichts". Im günstigen Falle ist die Reaktion hierauf „Dir werde ich's zeigen!", im ungünstigsten, selbst an die eigene Minderwertigkeit zu glauben. Bei Nux vomica wird, wie ich meine, eher die erste Variante gewählt.
Veratrum erhält im Gegenteil die Botschaft, ganz vorzüglich zu sein (so vorzüglich, wie die Eltern sind oder gern gewesen wären). Die Realitätsprüfung meldet hieran gewisse (zumeist berechtigte) Zweifel an, die sich dann auch ins Gegenteil auswachsen können: „In Wirklichkeit tauge ich gar nichts, egal, was die anderen sagen." Beide Varianten können der betroffenen Person Probleme im sozialen Umfeld bereiten.

Um noch einmal zum Tod des Bruders zurückzukommen: Johnny Cash entwickelte – wahrscheinlich unter dem Druck seiner Schuldgefühle – die Hypothese, dass es sich um ein Fremdverschulden gehandelt habe, bis hin zur Idee des Mordes. Tatsächlich war kurz vorher der Fallschutz der Maschine entfernt worden und tatsächlich verließ unmittelbar nach dem Geschehen ein Einwohner, der ebenfalls an der Maschine gearbeitet hatte, für immer den Ort. Hier könnte es sich um so etwas wie eine der Kompensation dienende Wahnidee handeln. Leider finden wir das aber nicht im Repertorium. In der Nähe liegt allenfalls die Wahnidee, er selbst würde ermordet werden, die ich aber nicht verwendet habe, weil sie einfach nicht stimmt. Hier nun eine vollständigere Repertorisation der Kindheit Johnny Cashs, bzw. seiner psychischen Situation als Kind:

1	Gemüt - Angst - Gewissensangst	118
2	Gemüt - Beschwerden durch - Kränkung, Demütigung	79
3	Gemüt - Beschwerden durch - Kummer - stiller Kummer	4
4	Gemüt - Beschwerden durch - Tod von geliebten Personen	28
5	Gemüt - Beschwerden durch - Verachtung; verachtet zu werden	32
6	Gemüt - Erwartungsspannung	66
7	Gemüt - Feuer - anzünden; möchte Dinge	9
8	Gemüt - Furcht - geschehen; etwas werde	122
9	Gemüt - Musik - amel.	43
10	Gemüt - Musik - Talent für	2
11	Gemüt - Musik - Verlangen nach	20
12	Gemüt - schamhaft, große Scham	5
13	Gemüt - tadelt sich selbst, macht sich Vorwürfe	87

	carc.	nat-m.	staph.	tritic-vg.	ign.	nux-v.	ph-ac.	ars.	acon.	aur-m-n.
	11/18	9/18	9/15	9/13	8/15	7/15	6/13	6/12	6/11	6/11
1	2	2	1	2	2	2	2	3		2
2	2	3	4	2	3	2	3	1	2	2
3	1	3								
4	1	1	3	1	3	1	3	3	3	
5	1	3	2	2		3			1	2
6	3	1	1	1	1	1	2	1	1	
7	1		1							
8	1	2		2	1	3	2	2	2	1
9	1	1		1						2
10			1							
11	3		1	1	1					
12				1	2					
13	2	2	1		2	3	1	2	2	2

Zwei Rubriken stehen in dieser Repertorisation, die ich im Text noch nicht erwähnt habe: Möglicherweise oder wahrscheinlich hat Johnny Cash die Scheune des Nachbarn angezündet. Es gab auch später immer wieder Feuer in Cashs Nähe – was immer man davon auch halten will (Man denkt unwillkürlich an „Ring od Fire").

Und er hat sich anfangs sehr geschämt, wenn er in der Kirche aufgetreten ist (im Auftrag seiner Mutter und Gottes).

Neben dem „Verletzungs-Komplex" (insbesondere Nat-m, Staph, Ign.) und bereits erwähnten Mitteln sehen wir wiederum Nux vomica: Die nicht zu gewinnende Konkurrenz mit dem Vater.

Die Baumwollfelder gaben immer weniger her, so dass man sich nach einer anderen Einnahmequelle umsehen musste. Johnny versuchte es mit einer Margarine-Fabrik und einer Autofabrik, was ihm beides überhaupt nicht gefiel, was seinem Freiheitsdrang diametral entgegengesetzt war. Er musste diese beiden Möglichkeiten, etwas Geld zu verdienen, beenden.

Was blieb, war die letzte Möglichkeit, ein Auskommen zu finden: Der freiwillige Eintritt in die Armee, der 1950 erfolgte. Bis 1954 war er dann in Deutschland stationiert und gehörte zu einer Elitetruppe. Er war einer derjenigen, die den sowjetischen Funkverkehr abhörten, was äußerst schwierig war, denn es gab nur wenige, die der atemberaubenden Geschwindigkeit folgen konnten, mit denen die Russen morsten.

Auch Elvis war bei der Armee, auch er in Deutschland, aber zu einer anderen Zeit und mit einer anderen biografischen Abfolge. Während Johnny Cashs Karriere erst nach der Armeezeit begann, war Elvis schon berühmt.

	Armeezeit in Deutschland	Erste Single
J.C.	1950-1954	1955
E.P.	1958-1960	1953/1954

In Deutschland kaufte sich Johnny Cash seine erste Gitarre und tat ansonsten die Dinge, die Soldaten in Friedenszeiten so tun.

Vielleicht ist es jetzt an der Zeit, über die frühen Jahre des Sängers und Bühnenkünstlers Elvis Presley zu berichten.

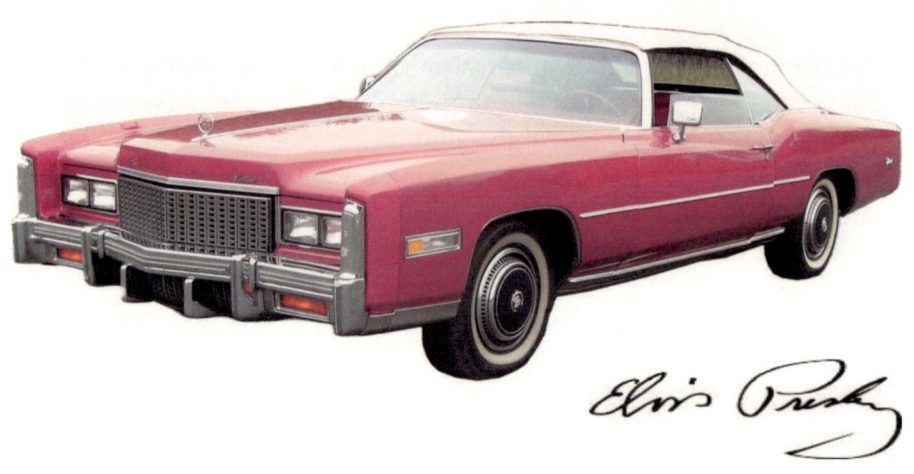

Warum ein Cadillac als Einstieg zum Elvis-Kapitel? Nun ja, Elvis liebte Cadillacs. Er soll an die 200 davon besessen haben, teilweise hat er sie verschenkt, teilweise selbst gefahren und sogar darauf geschossen. Und die Farbe Rosa bzw Pink ist im Zusammenhang mit Elvis auch ziemlich wichtig.

1958 gab es eine Resolution des Kongresses von Mississippi, in der folgender Wortlaut anzutreffen ist:

> *Elvis Presley ist eine Legende geworden und eine Inspiration für Millionen und aber Millionen Amerikaner, indem er eine historische amerikanische Idee bestätigt, nämlich dass ein Mensch in unserer Nation Erfolg haben kann durch individuelle Initiative, harte Arbeit und nicht nachlassenden Glauben an sich selbst und seinen Schöpfer.*

Elvis als Vertreter das amerikanischen Traumes? Ja und nein. Gewiss verdient er den Ehrentitel „Rebell" weitaus weniger als Johnny Cash, aber auch Elvis weiß, was Armut bedeutet, auch er weiß, dass der amerikanische Traum eben nicht für alle gilt, dass manche einfach keine Chance bekommen. Er hat diese Chance gesucht, gefunden und ergriffen. Insofern stimmt es, was der Kongress da formuliert hat. Und sich gegen ein solches Lob zur Wehr zu setzen, fällt verdammt schwer, auch wenn man durch das Lob irgendwie vereinnahmt wird.

Aber dann war er doch wieder Rebell, indem er das Rebellische in der jungen Generation auslöste. Die kreischenden Mädchen, die man in alten Filmen sieht, waren echt! Wir reden hier von so etwas wie Befreiung, von einem Aufbruch, an dem Elvis maßgeblich beteiligt war! Die Beatles kamen erst danach.

Er wurde aber durchaus auch öffentlich angefeindet. Etwa durfte er eine Zeit lang im Fernsehen nur als Brustbild zu sehen sein, wegen der „obszönen" Bewegungen des Unterleibes. Aber ich beginne doch besser am Anfang, also bei der Herkunft von Elvis.

Elvis Aaron Presley: Herkunftsfamilie, Kindheit, Jugend

Die Vorfahren von Elvis kamen ebenfalls aus Schottland, wie die von Johnny Cash, wovon Elvis aber nichts wusste.

Auch er entstammte der Unterschicht, jener Schicht, die nicht einmal ein Stück Land hatten und kein Haus und die als „white trash" bezeichnet wurde und wird. Sogar die „Schwarzen" sahen auf diese Leute herab. Aber dann erfüllte er sich: der amerikanischen Traum!

Seine Eltern hießen Gladys und Vernon, waren beide Kinder von verkrachten Existenzen. Da gab es Alkoholismus, da gab es Heiraten unter Cousin und Cousine (was erlaubt ist und in den Südstaaten recht häufig war). Die Frauen haben dann schon eher dafür gesorgt, dass die Familie nicht völlig vor die Hunde ging.

Elvis ist ein Zwillingskind. Der ältere Bruder wurde tot geboren, Er sollte Garon heißen (was soviel wie „Vormund" bedeutet). Elvis hieß ja mit zweitem Vornamen Aaron, was sich reimt. Und Elvis ist ein Anagramm auf „lives".

Aaron ist auch interessant. Er ist ja der Bruder von Moses. Er darf und kann direkt mit Gott sprechen, hat aber eine „schwere Zunge". Deshalb soll Aaron sein Mund sein. Gleichzeitig ist Aaron der Vertreter des Volkes Israel, kann also beide Seiten artikulieren. Stimme Gottes, wenn auch nur stellvertretend und Stimme des Volkes also. Und Garon ist sein „Vormund" (sollte sein Vormund sein). Da geht es um Kommunikation über Grenzen hinaus! Man denkt unwillkürlich

an Mercurius, den Gott der Kommunikation, von dem wohl alle Bühnenkünstler ein Stück haben müssen (ebenso wie von Lachesis). Elvis
war also ein Überlebender (wie Cash), das einzige überlebende Kind
(als er 7 war, hatte seine Mutter auch noch eine Fehlgeburt). Das mag
zu seinem Gefühl des Übriggebliebenseins, des Auserwähltseins beigetragen haben, das ihn das ganze Leben begleitete:

> *Ich spürte immer, dass irgendwann, irgendwie irgend et-*
> *was geschehen würde, um alles für mich zu verändern, und*
> *ich phantasierte in Tagträumen darüber, wie es sein würde.*
> *[...] Seit ich ein Kind war, wußte ich, dass etwas mit mir ge-*
> *schehen würde. Ich wusste nicht genau, was es sein wür-*
> *de, aber es war ein Gefühl, dass die Zukunft irgendwie hell*
> *schien.*

Ich bin an dieser Stelle erinnert an das, was Freud über den Einfluss
der Mutter sagte:

> *Ich habe gefunden, daß die Personen, die sich von der Mut-*
> *ter bevorzugt oder ausgezeichnet wissen, im Leben jene be-*
> *sondere Zuversicht zu sich selbst, jenen unerschütterlichen*
> *Optimismus bekunden, die nicht selten heldenhaft erschei-*
> *nen und den wirklichen Erfolg erzwingen.*

Elvis sagt über seine Mutter:

> *Meine Mutter ließ mich nie aus ihren Augen. Ich durfte nicht*
> *mit den anderen Kindern zum Fluss hinuntergehen. [...]*
> *Als ich aufwuchs, wurde ich oft böse auf sie, das ist doch*
> *natürlich, oder? Ein junger Mensch will irgendwo hinge-*
> *hen, irgendwas unternehmen, und deine Mutter lässt dich*
> *nicht, und du denkst, was ist denn mit der los? Aber später,*
> *nach Jahren, entdeckst du, dass sie recht hatte, dass sie alles*
> *nur getan hat, um dich zu schützen, um dich vor Ärger und*
> *vor Schmerzen zu bewahren. Und ich bin sehr froh, daß sie*
> *ziemlich streng mit mir war.*

Man muss sich bei dieser Äußerung natürlich fragen, ob es sich dabei nicht um eine nachträgliche Rationalisierung handelt, die mit dem ursprünglichen und womöglich auch noch vorhandenen Gefühl nicht allzu viel zu tun hat, womöglich sogar diametral entgegengesetzt ist. Man könnte fast vermuten, dass das, was bei Johnny Cash vom Vater ausging, bei Elvis im Bereich der Mutter lag, mit einer anderen Tönung natürlich.

Wie war es aber mit dem Vater? Ganz anders als bei Johnny Cash. Der Vater arbeitete bei einem Farmer und hatte sich dafür ein Haus auf dessen Grund errichten dürfen, für das die Familie Miete bezahlte. Wenn Johnny Cashs Familie von dem oben erwähnten „New Deal" der Regierung noch etwas profitierte, wurde die Familie Presley Opfer der folgenden Rezession.
Aber das war noch nicht alles: Elvis Vater fälschte aus der Not heraus auch noch einen Scheck des Arbeitgebers, und das so stümperhaft, dass er sofort erwischt wurde, mit der Konsequenz, dass er nicht nur ins Gefängnis musste, sondern die Familie auch noch das Haus verlor. Das bedeutete den totalen sozialen Abstieg. Zuerst fand man ein Unterkommen in einem schwarzen Viertel auf dem Land, und schließlich wohnte man in Memphis mit der Großmutter zusammen in einem Zimmer, teilte die Waschgelegenheit mit 60 anderen und unzähligen Kakerlaken, war also sozusagen ganz unten angekommen: white trash. Das war der Tiefpunkt, und der wurde erreicht, als der Vater schon wieder aus dem Knast zurückgekehrt war.

Zu bemerken ist dabei, dass diese Ereignisse stattfanden, als Elvis 3-6 Jahre alt war, ein besonders sensibles Alter, da hier die Triangulierung stattfindet, und das mit einem zunächst nicht vorhandenem, später dann wahrscheinlich als schwach erlebtem Vater. Sehr deutlich wird, dass die Mutter die bestimmende Person in der Familie war.
Dann wurde es zwar etwas besser, indem die Familie eine vergleichsweise luxuriöse Sozialwohnung zugewiesen bekam. Die andere Erfahrung aber bleibt. Elvis schwor sich, wenn er einmal zu Geld käme, wolle er seiner Mutter ein Haus kaufen. Das Versprechen hat er gehalten.

Eine auffällig und nicht dem Durchschnitt entsprechende Erscheinung war Elvis schon als Schüler.

Die Leute in der Stadt konnte man sagen hören „Ist er? Ist er? Und ich sagte: Bin ich, bin ich?

Das Wort, welches Elvis hier weglässt, ist natürlich „schwul". Uns Heutigen wäre das relativ egal – wenn auch längst nicht allen; entsprechende Vorurteile gibt es immer noch –, aber um 1959 war diese Frage von ganz anderer Brisanz. Es scheint auch so zu sein, dass er sich hinsichtlich seiner sexuellen Identität nicht wirklich sicher gewesen ist.

Entsprechen wurde er von anderen gemieden oder gar als „Tunte" bezeichnet, bis hin zu körperlichen Angriffen. Merkwürdigerweise scheint es aber so gewesen zu sein, dass er solche Situationen durch seinen Gesang entschärfen konnte. Auf die Frage der Sexualität werde ich zurückkommen.

Die Legende besagt, er sei als Musiker zufällig entdeckt worden, als er im schon erwähnten Studio „Sun Records" eine Direktschnitt-Schallplatte für seine Mutter aufnahm. Dass er das getan hat, stimmt. Die Platte – Elvis' erste, wenn auch damals unveröffentlic te Aufnahme – ein Unikat – konnte gefunden werden.

Dass diese Entdeckung völlig zufällig war, stimmt allerdings wahrscheinlich nicht wirklich, denn Elvis hat sich schon lange auf eine Karriere als Musiker vorbereitet, kannte sich in der Musikszene (schwarz wie weiß) bestens aus und bot seine Dienste mit Gesang und Gitarre an verschiedenen Orten an.

Und es klappte. Es kam tatsächlich zu einer ersten kommerziellen Aufnahme („That's All Right" / „Blue moon of Kentucky". Die Karriere begann.

An dieser Stelle halte ich eine Unterbrechung für angezeigt und möchte abermals zu Johnny Cash wechseln, der nach seiner Rückkehr in die USA ebenfalls bei Sun Records vorstellig wurde. Aber vorher will ich eine erste Repertorisation von Elvis bis zu dieser Stelle vorlegen.

1	Gemüt - Farben - Helle Farben - Verlangen nach	7
2	Gemüt - Farben - Rosa - Verlangen nach	12
3	Gemüt - Beschwerden durch - Kränkung, Demütigung	79
4	Gemüt - Homosexualität	24
5	Gemüt - Beschwerden durch - Vernachlässigung; durch - Vater; durch den	11
6	Gemüt - Beschwerden durch - Grobheit anderer	20
7	Gemüt - Singen	96
8	Gemüt - Musik - Talent für	2
9	Gemüt - Weibisch	7
10	Gemüt - Eitelkeit	19

	nat-m.	puls.	nux-v.	lyc.	sulph.	staph.	plat.	lach.	sep.	verat.
	7/11	6/11	6/10	6/9	6/8	5/10	5/9	5/8	5/7	5/6
1			2					1	2	
2	1	1	2						2	
3	3	2	2	3	2	4	1	2	1	1
4	1	2			2		3	2	1	1
5	1		2	1	1	1		1		1
6	3	1	1	2		3				
7	1			1	1		2	2	1	2
8					1	1				
9		3		1			2			
10	1	2	1	1	1	1	1			1

Hierzu sind ein paar Erklärungen nötig.

Der Begriff „weibisch" wird heute natürlich kaum noch gebraucht. Ich halte ihn aber für eine annehmbare Übersetzung dessen, was man damals unter „tuntenhaft" verstand.

Die Farbe Rosa (oder pink) ist für Elvis tatsächlich wichtig gewesen (siehe die rosa Cadillacs – sein allererster war rosa, siehe auch seinen ersten berühmten Auftritt beim Louisiana Hayride, der uns durch den Film von Buz Luhrmann mit Austin Butler als Elvis sehr nahe gebracht wird). Aber es ist natürlich nicht nur Rosa. Auch andere helle Farben, Pastelltöne kommen in Betracht. Und die Frage der Homosexualität ist ungeklärt, diese Rubrik kommt dadurch in die Repertorisation, weil ihm das nachgesagt wurde. Und dann hat es ebenfalls seine Bedeutung, auch wenn es nicht stimmt

In der Repertorisation finden wir eine ganze Menge Polychreste

Natrium muriaticum entspricht der ganz gewiss an Verletzungen reichen Kindheit.

An **Pulsatilla** denkt man zunächst bei Männern nicht so sehr (was ein Fehler ist), aber man könnte das bisher nur angedeutete schwierige Verhältnis zur Mutter vielleicht mit Pulsatilla in Verbindung bringen.

Interessant ist auch **Nux vomica**, das ich ja auch bei Johnny Cash als mögliches Mittel beschrieben habe. Interessant finde ich auch, dass man Nux vomica und Pulsatilla, zwei auf den ersten Blick recht gegensätzliche Mitte, häufig in Repertorisationen ziemlich benachbart findet

Staphysagria geht tendenziell in eine ähnliche Richtung wie Natrium muriaticum, denn es ist ebenfalls ein bei seelischen Verletzungen angezeigtes Mittel.

Zwischenstück: Barbie

Auf Barbie kam ich wegen der Farbe Rosa bzw. Pink. Ich bin mir nicht wirklich sicher, ob ich diese Farben auseinanderhalten kann. Beides sind Pastelltöne, beide enthalten also Weiß. Rosa scheint mir eine Mischung von Weiß und Rot zu sein, während bei Pink noch gewisse

28

Blautöne eine Rolle spielen. Mehr Blau ist dann Violett und die genaue Mischung von Blau und Rot wäre Purpur. Zu bemerken ist hier, dass es Purpur nicht als monochromatisches Licht gibt. Purpur ist immer eine Mischung. Im Spektrum läge Purpur im Ultraviolett- bzw. Infrarot-Bereich, also dort, wo unser Auge versagt.

Wenn man die Farben den Miasmen zuordnen würde, dann läge in einer dynamischen Miasmenauffassung die Farbe Purpur (Pink/rosa) vor der Psora bzw. nach der Syphilinie.

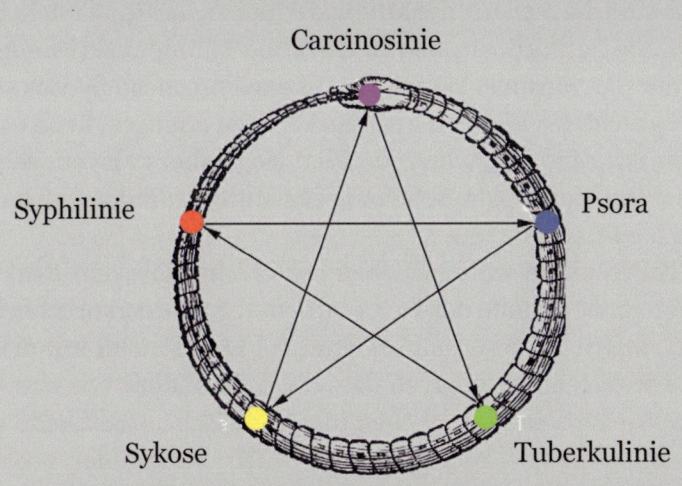

Carcinosinie

Syphilinie

Psora

Sykose

Tuberkulinie

Damit könnten wir Purpur der Carcinosinie zuordnen. Ein Zustand, der nicht mehr ganz oder noch·nicht ganz von dieser Welt ist. Ein Zustand, in dem immer alles da ist (der Nahrungsouroboros nach Neumann). Ein Zustand aber auch, der von vollkommener Abhängigkeit geprägt ist. Dieser hat die Farbe Rosa/Pink. Kein Wunder, dass man kleinen Mädchen traditionell die Farbe Rosa zuordnet und Jungen die Farbe Blau (wenngleich auch hier als Pastellton).

Der Film „Barbie", den ich trotz sich kräuselnder Fingernägel angesehen habe, spielt die ganze Zeit mit der Frage von Selbstständigkeit und Abhängigkeit (und nebenher bemerkt auch mit der Versklavung durch Moden).

Platin passt zu der Exzentrizität und auch **Veratrum** halte ich für möglich. Die übrigen Mittel würde ich hier nicht als solche ersten Ranges bezeichnen. Aber wir sind ja erst am Anfang.

Wenn ich gerade die Carcinosinie so herausgestellt habe, verwundert es, dass wir in der ersten Repertorisation in erster Linie tuberkulinische Mittel finden. Das mag zum einen damit zu tun haben, dass für Jungen im traditionellen Rollenbild der Druck, aus der Abhängigkeit herauszuwachsen, deutlich höher ist.

Zweitens sind die meisten der Mittel, die hier an der Spitze stehen, der Tuberkulinie zuzuordnen, und in der Tuberkulinie reaktivieren sich Anteile der Carcinosinie. Man könnte es auch psychoanalytisch sagen: Gelingt es nicht, ein Bündnis mit dem Vater zu erlangen, kann es zwar sein, dass das Kind im „Ödipuskonflikt" siegt, aber es ist ein vergifteter Sieg, denn die ödipale Beziehung zur Mutter verändert sich nicht, sondern bleibt, wie sie war.

In der Tuberkulinie würden neben der carcinosinischen Reaktivierung auch große Anteile der Psora integriert (so widersprüchlich das auch ist), sofern diese vorhanden sind. Bei Elvis scheint mir die Psora eher schwach ausgeprägt, so dass die Tuberkulinie wie eine weitgehende Wiederholung (und eben nicht psorische Modifikation) der Carcinosinie anmuten kann. Daher die Farbe Rosa (oder, um einen Film zu zitieren, Rosa mit grünen Sternchen).

Es stellt sich die Frage, was es bedeutet, wenn ein erwachsener Mann sich zu Pastelltönen und insbesondere zu Pink/Rosa hingezogen fühlt. Ich denke hier an Abhängigkeit und an eine problematische Mutter-Beziehung ohne adäquate Korrektur durch den hierfür zu schwachen Vater. Dadurch wird in der Tuberkulinie die Carcinosinie nicht in psorisch modifizierter Weise reaktiviert, sondern so, wie sie war.

Andererseits gibt es eine Bewältigungsstrategie für diesen Konflikt: die Musik. Elvis gelang es wahrscheinlich, durch die Musik den Entwicklungsschritt auszudrücken, den er selbst nicht gehen konnte. Und das fiel auf fruchtbaren Boden: Durch die Musik initiierte er bei anderen die Befreiung von inneren wie äußeren Zwängen. Er selbst blieb aber ein kleines Kind.

Das ist erst einmal eine Hypothese. Wir werden sehen, ob es hierfür weitere Belege gibt und wir werden sehen, ob die Hypothese modifiziert werden muss. Nun wollen wir einmal wieder zu der anderen hier betrachteten Person wechseln und sehen, wie es Johnny Cash geht.

Johnny Cash: I walk the Line

Als wir Johnny Cash das letzte Mal verließen, hatte ich etwas sehr Wichtiges noch ausgelassen: Vor seinem Weggang nach Deutschland lernt er eine Frau kennen und lieben: Vivian Liberto. Und diese Beziehung, obwohl ganz frisch, übersteht tatsächlich die lange Trennungszeit. Ungefähr 1000 Briefe schreibt er ihr (Elvis hat, soweit man weiß, in seinem Leben als Erwachsener drei Briefe geschrieben). Die beiden heirateten nach dem Ende der Militärzeit in Memphis.

Bald nach dem Ende der Militärzeit begann auch Johnny Cashs Karriere bei Sun Records. Die erste Single enthielt die Titel „Hey Porter" und „Cry,Cry, cry", die zweite den berühmten „Folsom prison Blues" (wegen dieses Titels wurde ein Plagiatsprozess angestrengt).
Gleichzeitig gab es eine rege Konzerttätigkeit, teilweise zusammen mit Carl Perkins und auch Elvis Presley. Man sprach damals von einem „Million dollar Quartet", bestehend aus Carl Perkins, Elvis Presley, Jerry Lee Lewis und Johnny Cash. Diese sind zwar nie zusammen öffentlich aufgetreten, aber in verschiedenen Kombinationen schon. Und da gab es diese kreischenden Mädchen. Das galt zwar in erster Linie Elvis, aber die anderen bekamen auch ihr Stück ab. Es ist nicht verwunderlich, wenn Vivian da gewisse Vorbehalte gegen diese Konzertreisen hatte. Auch Johnny Cash selbst hat diese Atmosphäre wohl als Gefährdung für die Ehe gesehen und als Antwort „I walk the line" geschrieben, übersetzt vielleicht mit „Ich gehe meinen Weg", „Ich gehe geradeaus", „Ich weiche nicht vom Weg ab". Hier nur eine Strophe:

> *I find it very, very easy to be true,*
> *I find myself alone when each day's through,*
> *Yes, I'll admit that I'm a fool for you*
> *Because you're mine, I walk the line.*

Für Johnny Cash gab es aber in dem Titel noch eine zweite Bedeutungsebene: Er war ursprünglich zu Sun Records gegangen, um religiöse Musik einzuspielen, worauf Sam Philips nur abwinkte und bemerkte, er wolle ja schließlich auch Platten verkaufen. Für Johnny Cash ist „I walk the line" die Antwort darauf:

> *Ich sage darin, dasss ich nicht nur jenen treu sein werde, die an mich glauben und sich auf mich verlassen, sondern auch mir selbst und Gott – es ist ein Song, der mich selbst, aber auch andere ermutigen kann.*

Und später:

> *Sam wusste nichts davon, aber „I walk the line" war mein erster Gospel-Hit.*

Und ein Hit wurde der Titel tatsächlich, ein Millionenseller, vom Magazin „Rolling stone" auf den Platz 30 der besten Songs aller Zeiten gewählt. Er durfte fortan auf keinem Konzert fehlen.

Inhaltliches: Johnny Cash und Elvis Presley

Ich will noch ein paar inhaltliche Bemerkungen zur Musik machen, denn bei beiden zeichnet sich schon recht früh ab, in welche Richtung es geht. Ich will bei beiden aus der B-Seite der ersten Single zitieren.

Elvis Presley : „Blue moon of Kentucky". Hierbei handelt es sich um eine Neuinterpretation eines Bluegrass[2]-Titels von Bill Monroe. Hier der Refrain:

> *Blue moon of Kentucky, keep on shining*
> *Shine on the one that's gone and proved untrue*
> *Blue moon of Kentucky, keep on shining*
> *Shine on the one that's gone and left me blue*

---

[2] Als „Bluegrass" kann man die Countrymusik-Spielart aus Kentucky bezeichnen.

Johnny Cash: „Cry, Cry, Cry":

>*Everybody knows where you go when the sun goes down*
>*I think you only live to see the lights of town*
>*I wasted my time when I would try, try, try*
>*When the lights have lost their glow*
>*you're gonna cry, cry, cry*

Der Text ist natürlich von Johnny Cash, wie bei den meisten seiner Songs. Elvis gibt zu, keinen einzigen Song geschrieben zu haben. Und inhaltlich? Nun ja, bei Elvis ist der Text hübsch romantisch-traurig, aber nichtssagend.
Bei Johnny Cash geht es um Einsamkeit. Und das sind die Themen, von denen er singen wird: Einsamkeit, Hoffnungslosigk it, Gefangenschaft, Krankheit und Tod.
Ein Textauszug seiner ersten Autobiografie „Man in Black"

>*Ich trage Schwarz für die Armen und Unterdrückten, die im trostlosen, hungrigen Teil der Stadt leben. Ich trage es für den Gefangenen, der für sein Verbrechen längst gebüßt hat, der nur noch dort sitzt, weil er ein Opfer seiner Zeit ist, Ich trage es für die kranken und einsamen Alten, die Leichtsinnigen, die ein Fehltritt zu Fall brachte. Ich trage es in Trauer um die Leben, die hätten gelebt werden können, um die hundert prächtigen Männer, die wir jede Woche verlieren. Ich trage es für die Tausende, die in dem Glauben gestorben sind, Gott stünde ihnen bei.*

Die entsprechende Repertoriumsrubrik ist klar: „*Ungerechtigkeit; erträgt keine*". Oder auch: „*Protestiert, erhebt Einspruch*".
Und ich glaube zu hören, dass auch, was Johnny Cash selbst betrifft, aus seinen Texten eine große Einsamkeit spricht. Vielleicht ist es das, was viele, die eigentlich solche Musik nicht mögen, dennoch anzieht. „Hier ist einer von uns" könnte man formulieren. Ich weiß nicht, was davon echt ist und was kommerziell ausgebeutet, sicher bin ich mir aber, dass es dieses Echte gibt. Hier die Repertorisation dieses Aspekts:

1	Gemüt - Anarchist	8
2	Gemüt - Beachtung; schenkt allgemeinen Regeln keine	14
3	Gemüt - ehrlich	13
4	Gemüt - Mitgefühl, Mitleid	95
5	Gemüt - protestiert, erhebt Einspruch	7
6	Gemüt - rebellisch	5
7	Gemüt - Ungerechtigkeit; erträgt keine	62

	caust.	sep.	staph.	merc.	sulph.	carc.	nux-v.	symph.	calc.	tritic-vg.
	6/14	6/8	4/8	4/5	4/4	3/8	3/4	3/4	3/3	3/3
1	2	1	1	2						
2	2	2		1	1					
3		2	3		1		1		1	1
4	2	1	1		1	3	2	1	1	1
5	2	1		1				2		1
6	3				2					
7	3	1	3	1	1	3	1	1	1	

Die ersten vier Mittel sind natürlich die bekanntesten für diesen Komplex. In einer Gesamtrepertorisation würde man auch nicht alle Rubriken verwenden, sondern nur die zwei bis drei wichtigsten, weil sich sonst das Gesamtbild verzerren würde. Interessant finde ich, dass Carcinosinum, Nux vomica und Triticum vulgare weiter unter den rechnerisch ersten 10 befinden, Mittel, die schon in vorherigen Repertorisationen auftauchten. Als nächstes stelle ich eine Längsschnitt-Repertorisation von Johnny Cash und Elvis Presley bis zu diesem Zeitpunkt des ersten Karrierehöhepunktes vor. Zunächst Johnny Cash:

1	Gemüt - abergläubisch	23
2	Gemüt - Beschwerden durch - Kränkung, Demütigung	79
3	Gemüt - Beschwerden durch - Tod von geliebten Pers...	28
4	Gemüt - Beschwerden durch - Verachtung; verachtet ...	32
5	Gemüt - Ehrgeiz - erhöht, vermehrt, ... - Wettbewerb mit anderen, vergleicht sich mit ihnen; steht	22
6	Gemüt - ehrlich	13
7	Gemüt - Ermahnungen - agg.	26
8	Gemüt - Feuer - anzünden; möchte Dinge	9
9	Gemüt - hochmütig, arrogant	129
10	Gemüt - Musik - Talent für	2
11	Gemüt - Musik - Verlangen nach	20
12	Gemüt - protestiert, erhebt Einspruch	7
13	Gemüt - Reisen - Verlangen nach	60
14	Gemüt - tadelt sich selbst, macht sich Vorwürfe	87
15	Gemüt - überstürzt, vorschnell, unüberlegt...	15
16	Gemüt - unaufmerksam	89
17	Gemüt - unbesonnen, unachtsam	100
18	Gemüt - Ungerechtigkeit; erträgt keine	62
19	Gemüt - zerbricht Dinge	20
20	Kehlkopf und Trachea - Stimme - tief	47

	staph.	nux-v.	sulph.	carc.	verat.	ign.	bell.	lach.	nat-	lyc.
	14/27	14/22	13/16	12/19	12/14	11/19	11/16	11/16	10/17	10/16
1				1		1	1	1		
2	4	2	2	2	1	3	1	2	3	3
3	3	1	1	1	1	3		3	1	1

	staph.	nux-v.	sulph.	carc.	verat.	ign.	bell.	lach.	nat-m.	lyc.
	14/27	14/22	13/16	12/19	12/14	11/19	11/16	11/16	10/17	10/16
4	2	3	1	1	1		1		3	1
5		1	1	1	1			1	1	1
6	3	1	1							
7	1	2		1	1	2	2	1		1
8	1			1		4				
9	2	1	3	1	3	1	1	2	1	4
10	1		1							
11	1			3		1				
12								1		
13				2		2	1	1	1	1
14	1	3	1	2	1	2		1	2	1
15		1								
16	2	2	1		1	1	1	1	1	1
17	1	1	1		1	1	2	2	2	2
18	3	1	1	3	1	2	1		2	
19	2	2	1		1		1			
20		1	1		1					

Das ist eine Art Zusammenfassung des bisher Gesagten. Mir erscheinen in der Tat alle bisher genannten Mittel möglich, wobei ich Sulphur, Ignatia und Lycopodium für weniger wahrscheinlich halte. Bei Carcinosinum handelt es sich eher um psychodynamische Reste und für Veratrum album sind die Größenvorstellungen nicht ausgeprägt genug. Meine Favoriten sind (in dieser Reihenfolge) Nux vomica, Staphysagria, Natrium muriaticum und Lachesis.

Bevor ich die Vergleichs-Repertorisation von Elvis vorstelle, müssen noch ein paar Sachen erwähnt werden.

Ob nun seine erste Aufnahme für seine Mutter bestimmt war, sei dahingestellt, jedenfalls hat er es behauptet und auch, wenn es nicht stimmen sollte, bedeutet es etwas, nämlich eine ziemliche Fixierung an die Mutter. Man könnte fast sagen, dass sich Elvis teilweise wie ein Mädchen benimmt (worauf man selbstverständlich und berechtigt fragen kann: „Wie benimmt sich denn ein Mädchen?" – was allerdings hier zu weit führt, da wir auf diesen Weg in Konflikte mit den damaligen Vorstellungen kommen, die mir bei der Analyse als wichtiger erscheinen). Tatsächlich wurde er ja als „weibisch" angesehen und man vermutete Homosexualität, was damals bedeutete, sozusagen kein wirklicher Mann zu sein. Sein teilweise geziertes oder kauziges und exzentrisches Verhalten (ich erinnere an die 200 Cadillacs) hat zu dieser Wahrnehmung beigetragen. So sehr die Mädchen kreischten, Männer hatten wohl gewisse Vorbehalte ihm gegenüber. Andererseits wurde er auch wieder als obszön angesehen, besonders sein Tanz. Ich erwähnte bereits, dass sein kreisendes Becken („Elvis the pelvis") eine Zeit lang nicht im Fernsehen gezeigt wurde.

Einerseits hatte er großen Ehrgeiz, wollte berühmt werden (was ihm ohne jeden Zweifel gelungen ist, und auch noch recht schnell), aber andererseits war er von einer unbegreiflichen Naivität, was sich daran zeigt, dass ihn sein Manager nach Strich und Faden ausgenommen hat.

Und Lampenfieber gab es auch, was sich in Form von Zittern zeigte. Ich sehe dieses Zittern als Zeichen für die Dissoziation, den Übergang zur Bühnenpersönlichkeit.

Er konnte auch sehr zornig werden, hat auf eines seiner Autos geschossen, auf die Wiege seines Kindes (ohne Kind darin). Weiteres weiter unten. Hier also nun eine Repertorisation, die so um die 1960 zutreffen dürfte, also etwa um die gleiche Zeit wie die eben gezeigte von Johnny Cash.

1	Gemüt - Autos - liebt Autos	11
2	Gemüt - Beschwerden durch - Erwartungsspannung	97
3	Gemüt - Bewegung - amel.	5

4	Gemüt - Drogen - Verlangen nach - psychotropen	12
5	Gemüt - Ehrgeiz - erhöht, vermehrt, sehr ehrgeizig -	8
6	Gemüt - Eitelkeit	19
7	Gemüt - Exzentrizität, Überspanntheit	62
8	Gemüt - Farben - Rosa - Verlangen nach	12
9	Gemüt - Geziertheit, Affektiertheit	22
10	Gemüt - Homosexualität	24
11	Gemüt - kauzig, eigen	7
12	Gemüt - naiv, leichtgläubig etc.	16
13	Gemüt - Mutterfixierung	11
14	Gemüt - Schlafwandeln	84
15	Gemüt - unzüchtig, obszön	37
16	Gemüt - weibisch	7
17	Gemüt - Zorn - plötzlich	29
18	Mund - Sprache - stotternd	97
19	Allgemeines - Zittern - äußerlich - Angst - durch	50

	puls.	lach.	phos.	sulph.	verat.	bell.	plat.	stram.	lyc.	nat-m.
	14/22	11/19	11/18	10/13	10/11	9/16	9/15	9/15	9/12	9/11
1			1					1		
2	3	1	2	1	1			1	3	1
3	1									
4		1								1
5		1	1							

	puls.	lach.	phos.	sulph.	verat.	bell.	plat.	stram.	lyc.	nat-m.
	14/22	11/19	11/18	10/13	10/11	9/16	9/15	9/15	9/12	9/11
6	2			1	1	2	1		1	1
7		3		1	1	2	1	1		
8	1		2							1
9	1			1	2		1	2	2	1
10	2	2	1	2	1		3			1
11	1	3			1	3		2		
12	2		2	1		2		1		
13	1	1								
14		1	3	2	1	1	1	2	1	3
15	1	2	2	1	1	1	2	1	1	1
16	3						2		1	
17	1		1			1			1	
18	1	2	2	2	1	3	2	3	1	1
19	2	2	1	1	1	1	2		1	

Vergleichen wir einmal nur die ersten 10 Arzneimittel:

Johnny Cash

staph.	nux-v.	sulph.	carc.	verat.	ign.	bell.	lach.	nat-m.	lyc.
14/27	14/22	13/16	12/19	12/14	11/19	11/16	11/16	10/17	10/16

Elvis Presley

puls.	lach.	phos.	sulph.	verat.	bell.	plat.	stram.	lyc.	nat-m.
14/22	11/19	11/18	10/13	10/11	9/16	9/15	9/15	9/12	9 /11

Die Hälfte aller Arzneimittel (sofern man nur die ersten 10 ansieht) kommt in beiden Repertorisationen vor:

Lachesis und **Veratrum** könnten etwas mit der Dissoziation in zwei Persönlichkeiten zu tun haben. Eine solche Dissoziation ist für alle Bühnenkünstler notwendig. Bei Veratrum album kommt die Exzentrizität mit hinzu. Diese finde ich bei Johnny Cash deutlich weniger, wie auch das Größen-Selbst, welches für Veratrum typisch ist.

Auch bei **Belladonna** gibt es eine Dissoziation, die allerdings von etwas anderer Natur ist (Gegensatz von Wildnis und Zivilisation).

Sulphur und insbesondere **Lycopodium** sind zwei Mittel, an die ich bei beiden Personen weniger denke, die aber als führende Polychreste sehr häufig unter den ersten Mitteln zu fin en sind, auch wenn wir damit nicht wirklich etwas anfangen können. Immer noch ist der Homöopath derjenige, der entscheidet, welches Mittel am besten passt und nicht das Software-Repertorium.

Natrium muriaticum findet sich bei beiden relativ weit hinten. Als psychischen Hintergrund kann man es gelten lassen, aber als primär zu gebendes Mittel eher weniger.

Interessanter finde ich die Mittel, die in der jeweiligen Liste an stark unterschiedlichen Stellen vorherkommen. So finden wir bei Elvis kein **Staphysagria** unter den ersten 10 Mitteln und kein **Nux vomica**. Beides sind aber die führenden Mittel bei Johnny Cash. Und andersherum ist das Mittel, welches bei Elvis an erster Stelle steht, **Pulsatilla**, bei Johnny Cash nicht unter den ersten zehn (obwohl sich Staphysagria und Pulsatilla in manchem ähnlich sind). Auch Phosphor vermissen wir, bei Johnny Cash, das bei Elvis drittplatzierte Mittel. Auch **Platin** kommt bei Johnny Cash nicht vor. Von **Platin** kann ich auch wenig bei Johnny Cash finden. Wenn man annimmt, dass **Staphysagria** bei Johnny Cash den zahlreichen psychischen Verletzungen als Kind entstammt, die größtenteils vom Vater ausgingen, so könnte es sein, dass **Nux vomica** der Reaktion auf diese Verletzungen und auf die Forderungen des Vaters entspricht und aktuell das Mittel der Wahl ist. Mit anderen Worten entspricht **Nux Vomica** einer zugrunde liegenden Vaterproblematik. Könnte man das geradezu gegensätzliche Mittel **Pulsatilla** bei Elvis Presley als Ausdruck einer Mutterproblematik, genauer gesagt, einer Mutterfixierung bzw.

Abhängigkeit sehen? Pulsatilla gibt es durchaus auch bei Männern! Kommen wir wieder etwas zum Biografischen zurück. Elvis Presley und Johnny Cash befinden sich auf einem ersten Höhepunkt ihrer Karriere, oder besser gesagt, auf dem aufsteigenden Ast. Da ist es natürlich erforderlich, dass man nicht nur Platten herausbringt, sondern auch eine rege Konzerttätigkeit entfaltet. Damit sind aber erhebliche Probleme verbunden:

Johnny Cash und die Drogen

Eigentlich ist Johnny Cash, über den ich in diesem Rahmen zuerst schreiben will, ganz gern unterwegs. Jeden Abend in einer anderen Stadt, dann versuchen, im Tour-Bus zu schlafen, das Konzert, das jeweilige Motel (mehr kann man sich noch nicht leisten), und am frühen Morgen wieder weiter. Und das teilweise im Zickzack hin und her, weil die Termine nun einmal sind, wie sie sind. Entweder, ihr kommt, oder ihr kommt nicht – denn es waren noch keine Konzerte der Band allein. Und natürlich kostet das Kraft. Viel Kraft.
Und es gibt etwas, das hilft: Amphetamine, Muntermacher, Stimmungsaufheller. Aber die Erfahrung mit Drogen setzt schon sehr viel früher ein: Als Kind hatte Johnny Cash einmal einen Sportunfall. Mitten in der Nacht drehte er sich im Bett, worauf die Rippe ganz durchbrach und ihm höllische Schmerzen bereitete, die ihn zum Schreien brachten. Er wurde dann ins Krankenhaus gefahren und erhielt eine Morphium-Spritze, die nicht nur die Schmerzen schlagartig beseitigte, sondern ihm auch ein superangenehmes Gefühl verschaffte. Zitat

> *Ich dachte, Junge, das ist ja echt super. Das ist doch wirklich das beste Zeug der Welt, wenn es dir damit plötzlich so gut geht, obwohl du vorher solche Schmerzen hattest. Irgendwann muss ich unbedingt noch mehr davon bekommen.*

Viele sagen ja, dass das Drogen-Problem darin besteht, dass sie etwas versprechen, was sie nicht halten, und dass man deshalb weiter Drogen nimmt, damit diese Verheißung endlich eintritt. Ich halte das für falsch. Drogen halten sehr wohl, was sie versprechen. Im obigen Zitat sagt Johnny Cash sehr deutlich, dass das Morphium nicht nur seine Schmerzen nahm, sondern auch ein gutes Gefühl verschaffte. Und es ist völlig normal, wenn man dieses gute Gefühl wiederhaben will, weil es eben nicht dauerhaft ist.

Und genau das ist das Problem mit den Drogen. Niemand würde Drogen nehmen, wenn sie nicht hielten, was sie versprechen – jedenfalls am Anfang. Johnny Cash sagt dazu:

> *Bei all den Reisen, die ich machen musste, wenn ich müde und erschöpft in einer Stadt ankam, konnten mich diese Pillen wieder aufpeppen und mir richtig Lust auf einen Auftritt machen [...] Bei diesen weißen Pillen hatte man die Auswahl zwischen einem Dutzend Formen und Größen. [...] Sie hießen Amphetamin, Dexedrine, Benzedrin oder Dexamyl. Sie wurden mit einer Fülle netter kleiner Namen versehen und es gab sie in allen Farben. Wem Grün nicht gefiel, der konnte sie in Orange haben. Wer Orange nicht mochte, der bekam sie auch in Rot. Und wenn man den totalen Kick haben wollte, konnte man sie auch in Schwarz haben. Diese schwarzen brachten einen bis nach Kalifornien und zurück, in einem 53er-Cadillac, ohne zu schlafen.*

Sicher ist es diese Wirkung, weshalb Johnny Cash mit diesen Drogen angefangen hat. Die Frage, ob sich das, was er von ihnen wollte, darin erschöpfte.

Wir wissen ja bereits, dass Johnny Cash mit Schamgefühlen und mit Erwartungsspannung zu kämpfen hatte. Wir wissen auch, dass Amphetamine das Gefühl von Selbstsicherheit erzeugen können.

Man kann mutmaßen, dass er die Pillen auch als Unterstützung seines Strebens nach Anerkennung einnahm, ein Streben, dass vom Vater durch dessen Missachtung und Verachtung durchkreuzt wurde. Fast könnte man sagen, dass Amphetamine männliche Drogen sind, die eben jenem Bestehen gegenüber dem Vater zugeordnet werden können: „Dir werde ich's zeigen. Ich fahre am Stück nach Kalifornien und zurück! Das schaffst Du nicht!" Aber natürlich hilft das nicht. Hier hält die Droge dann doch nicht, was sie verspricht: Man bekommt nämlich die Anerkennung durch den Vater trotzdem nicht. Aber halt! Hat sie das wirklich versprochen? Natürlich nicht. Welchen Einfluss sollte auch die Droge, die der Sohn einnimmt, auf den Vater haben! Was sie verspricht und auch hält, ist das Selbstgefühl, dass mich der Vater eigentlich dafür anerkennen müsste. Ab mir liegt es eben nicht!

Man kann es auch noch anders formulieren, schärfer: Die Droge hilft, jemand anderes zu werden (z.B. die Bühnen-Persönlichkeit), jemand, der vielleicht vom Vater geachtet wird oder wenigstens jemand, der mit dem Vater gar nichts zu tun hat. Also induziert die Droge unter diesem Aspekt eine (gewollte) Dissoziation.

Das kann die Pille bewirken, aber leider sind immer höhere Dosen erforderlich.

Und Johnny Cash hat es gewaltig übertrieben. Es ging nicht mehr um eine oder 10 Pillen am Tag, es ging um die Einzeldosis „eine Hand voll". Aber auch schon vorher, als der Gebrauch noch nicht ins Uferlose ging, musste sorgfältig geplant werden: Wie viel brauche ich, um diese Tour zu überstehen, Reserve inclusive? Wo gibt es Ärzte, die etwas verschreiben?

Trotzdem kann es zu Katastrophen kommen, wie in El Paso, als ihm die Drogen ausgegangen waren und er über die Grenze nach Ciudad Juarez ging, um sich dort Pillen zu verschaffen – und bei der Wiedereinreise prompt verhaftet wurde.

Amphetamin und ähnliche Substanzen waren ohne weiteres verschreibbar und teilweise auch frei erhältlich. Pervitin (Methamphetamin) konnte z.B. in Deutschland ohne Rezept erworben werden, wurde aber 1941 in das „Reichsopiumgesetz" aufgenommen. Gleichwohl wurden Amphetamine weiter angewandt, insbesondere bei Soldaten („Fliegermarzipan", „Panzerschokolade", „Hermann-Göring-Pillen") zur Erhöhung der Leistungsfähigkeit und Reduzierung des Angstgefühls. Der teilweise exzessive Konsum führte dann zu dem Verbot der freien Verfügbarkeit. Adolf Hitler war wahrscheinlich Pervitin-abhängig.

In den USA wurde Mitte der 50er Jahre klar, dass die großzügige Verschreibungspraxis, die bis dahin angewendet wurde, so nicht aufrechterhalten werden konnte. Das fiel nun mit Johnny Cashs Sucht zusammen, sodass dieser immer größere Schwierigkeiten hatte, an die Droge zu kommen. Irgendwie gelang es aber doch immer, dank ein paar Ärzten. Er hätte allerdings viel eher zum Entzug gehen müssen, als es schließlich geschah.

Der Drogengebrauch hatte allerdings auch ein paar recht problematische Begleiterscheinungen.

Als erstes war da so etwas wie ein Dermatozoenwahn. Das ist bekannt, wenngleich bei Kokain verbreiteter als bei Amphetaminen.

Ich sprach mit anderen Leuten darüber, die auch Amphetamine schluckten, aber keiner kannte dieses Problem, aus dem ganz einfachen Grund, weil niemand so viele Pillen nahm wie ich. Aber es mussten nicht nur Tierchen sein, eigentlich begann es sogar mit kleinen Dingen in der Haut, wie Dornen oder Holzsplitter, die furchtbar juckten.

Hinzu kamen andere Wahnideen (oder Träume, so sicher ist hier die Abgrenzung nicht).

Dann breitete sich in meinem Magen plötzlich eine Glaskugel aus. Ich hatte die Augen geschlossen, aber ich konnte sie sehen. Sie wuchs zur Größe eines Baseballs, eines Volleyballs und dann eines Basketballs heran. Und wenn ich das Gefühl hatte, dass die Kugel schon etwa doppelt so groß wie ein Basketball war, hob es mich vom Bett. Ich befand mich in einem seltsamen Zustand, halb im Schlaf und halb wach. Ich konnte die Augen nicht öffnen und ich konnte sie nicht schließen. Es hob mich vom Bett bis an die Decke, und wenn es dann durchs Dach ging, explodierte die Glaskugel und winzige, unendlich kleine Glassplitter drangen von meinem Magen in die Blutbahn ein. Ich spürte, wie die Glassplitter durch mein Herz hindurch in die Adern meiner Arme, Beine, Füße, in meinen Hals und mein Gehirn gepumpt wurden, einige kamen sogar aus den Poren meiner Haut heraus. Dann schwebte ich wieder durchs Dach auf mein Bett herab und

wachte auf. Ich legte mich eine Weile auf die Seite, konnte aber nicht schlafen. Danach legte ich mich wieder auf den Rücken, döste ein, war schon fast eingeschlafen – und der Albtraum begann von Neuem. In der Decke war im Traum nie ein Loch. Ich glitt einfach hindurch, ohne jegliche Öffnung [...]
Ich wollte schreien, aber ich konnte nicht.

Dann gab es rasende Tobsuchtsanfälle. Johnny Cash war einer der ersten, die Hotelzimmer verwüstet haben, aus Wut, nicht als Modeerscheinung.

In einer derartigen Episode bildete er sich ein, in der Wandvertäfelung müsse ein Klappbett sein und versuchte, dieses herunterzuklappen. Dabei drosch er dermaßen auf das Holz ein, dass er sich einen langen Splitter einzog. In seinem Wahn hingegen hatte ihn eine Spinne gebissen. Deshalb wurde er im Krankenhaus behandelt, wo auffiel dass er in internistischer Hinsicht in einem desolaten Zustand war. Nach entsprechender Therapie machte er schließlich seinen ersten Entzug. Es sollte nicht der einzige bleiben. Um es ganz klar zu sagen: Seit der ersten Einnahme haben die Drogen Johnny Cash fast sein Leben lang begleitet. Es war ein ständiges Auf und Ab, das sich auch in seiner Karriere zeigte.

Aber ich habe bisher nur die eine Seite der Drogen beschrieben: die aufputschende Seite von „Speed" und ich habe sie mit der väterlichen, der männlichen Seite in Verbindung gebracht.

Wenn es eine solche väterliche, männliche Seite von Drogen gibt, ist es wahrscheinlich nicht ganz unvernünftig, anzunehmen, dass es auch eine mütterliche, weibliche Seite gibt.

Die Rolling Stones sangen von „Sister Morphine", eine Zusammenarbeit mit Marianne Faithful. Jemand liegt im Krankenhaus und wartet auf die nächste Dosis, die ihm die Schmerzen wieder nehmen wird. Und es geht natürlich auch um den Tod:

Cause you know and I know in the morning I'll be dead

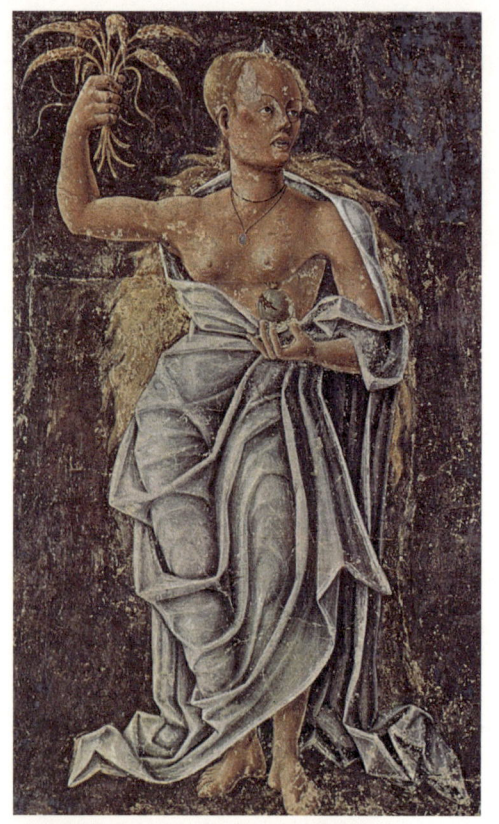

Zwar ist Morpheus vom Namen her ein männlicher Gott, aber gleichzeitig gehört die Mohnkapsel zusammen mit der Getreideähre zu den Attributen von Demeter. Und Demeter/Persephone/Kore steht für Leben und Tod. Beides gibt sie. Und sie nimmt die Schmerzen. Mütter in aller Welt und zu allen Zeiten nehmen die Schmerzen. Auf welchem Weg auch immer. Dieser Weg kann der des liebevollen Umfangenseins sein, der des (Wieder-) Aufgehens in etwas Größerem, was in allen Belangen für mich sorgt. Es kann das Lied „Heile, heile Gänschen" sein oder auch die Wirkung der mütterlichen Droge Morphium (und ihrer

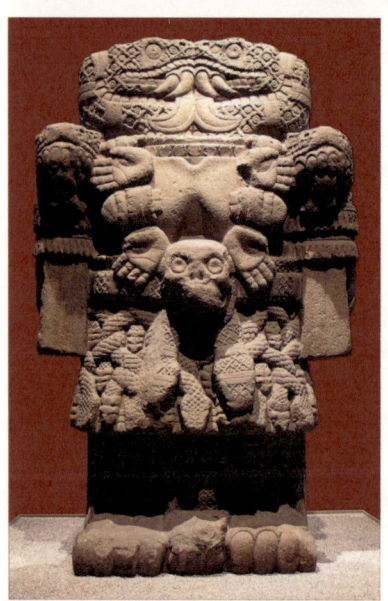

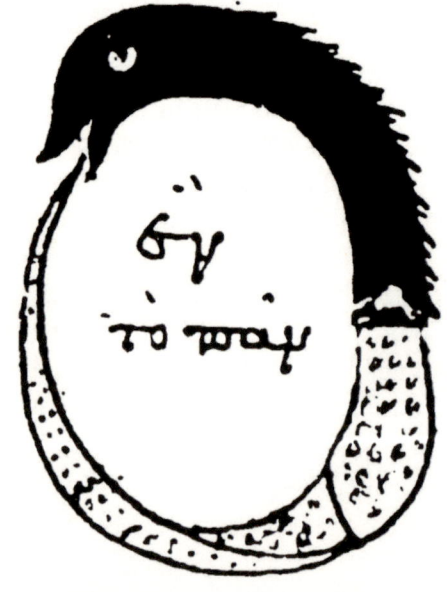

Abkömmlinge). Oder es kann auch der Tod sein, die andere Seite der Geburt, wie er etwa in der indischen Kali seinen Ausdruck findet, die pausenlos gebiert und pausenlos tötet. Oder die mexikanische Todesgöttin Coatlicue mit ihren Schlangenattributen – oder die Ouroboros-Schlange, die sich selbst gebiert und selbst frisst: hen to pan.

Faust beschreibt die Wirkung von (wahrscheinlich) Laudanum oder Tinctura opii sehr deutlich, als er jenes Mittel in (wahrscheinlich) suizidaler Absicht einnehmen will und das Wort an die Phiole richtet, die es enthält:

> *Ich sehe dich, es wird der Schmerz gelindert,*   696
> *Ich fasse dich, das Streben wird gemindert,*

Wenn die Amphetamine das Streben förderten, vermindert es das Opium. Es richtet sich damit gegen die väterlichen Forderungen.

Morphium war allerdings nicht Johnny Cashs Droge, auch wenn er es ein paarmal bekommen hat. Aber genommen hat er Barbiturate und Alkohol, um von der Amphetaminwirkung wieder herunterzukommen und schlafen zu können – was die gegensätzliche Wirkung noch unterstreicht. Gleichzeitig wird deutlich, dass sich Johnny Cash mithilfe der Drogen ausgesteuert hat, was für Nux vomica spricht. Große Mengen Nikotin kamen übrigens auch noch hinzu. Er war seit seinem 15. oder 16. Lebensjahr Raucher – Kettenraucher versteht sich.

Die gerade besprochene Symbolik kann man miasmatisch mit der Carcinosinie in Verbindung bringen. Carcinosinum als Mittel ist ja öfter schon in den Repertorisationen aufgetreten. Bei Carcinosinum geht es um Geburt und Tod – wie auch beim Gegenstück der Carcinosinie, nämlich der Syphilinie. Die Lebensphase, von der ich gerade spreche, ist aber eher die Tuberkulinie. Dort brechen die carcinosinisch vorgebildeten Süchte oft aus.

Man kann also sagen, dass sich die gegensätzlichen väterlichen und mütterlichen Botschaften Ausdruck verschaffen im Gebrauch von entgegengesetzten psychotropen Drogen. Kern ist der Gegensatz von Streben und Geschehenlassen.

Irgendwann war Johnny Cash so am Ende, dass er seinem Leben ein Ende setzen wollte. Das versuchte er aber nicht durch aktive Maßnahmen, sondern er begab sich in eine Höhle, um dort einfach zu sterben. Die miasmatische Symbolik ist hier sehr deutlich: Natürlich handelt es sich um ein Uterussymbol und damit um die Carcinosinie.

In dieser Höhle hatte er aber dann so etwas wie ein religiöses Transformationserlebnis, was ihn dazu bewegte, wieder zum Ausgang zu krabbeln (den er in völliger Dunkelheit merkwürdigerweise fand). Draußen erwartete ihn bereits seine Frau.

Es gibt Stimmen, die behaupten, das könne alles nicht so gewesen sein, wie Cash beschreibt. Aber selbst wenn es nicht so war: dann hat sich Johnny Cash die Geschichte ausgedacht, und diese Geschichte passt dann eben auch. Es geht nicht immer nur um Fakten[3].

Wie ich schon erwähnte, haben die Drogen Johnny Cash fast sein Leben lang begleitet, wie eine Berg- und Talfahrt. Wie war das bei Elvis Presley?

Elvis Presley und die Drogen

> *Mach, dass die Welt weggeht, nimm sie von meinen Schultern.*

Elvis Presley hat nie illegale Drogen eingenommen, sondern lediglich ärztlich verordnete Medikamente!

Wenn es bei Johnny Cash sein Leben lang auf und ab ging, gab es von einem bestimmten Punkt an bei Elvis nur noch die Abwärts-Richtung.

So ironisch das auch formuliert ist, trifft es sich doch mit Elvis Presleys eigener Meinung. Er hat offenbar seinen Ärzten, insbesondere George C. Nichopoulos („Dr.Nick") blind vertraut, war dabei von einer unglaublichen Naivität (was durchaus zu Pulsatilla passen könnte

---

[3]Und selbst der Begriff „factum" bezeichnet schon nicht mehr die Wirklichkeit, sondern etwas aus ihr Gemachtes.

und sich auch an anderen Stellen zeigte). Sehen wir uns an, was Elvis Presley so an einem Tag einnahm (nach Posener:

1. Beim Aufstehen um 15 Uhr eine Kräuter- und Vitaminspritze für seine Stimme, ein Kreislaufmittel gegen Schwindelgefühle, ein Abführmittel (Elvis litt an einem chronisch verstopften Enddarm, möglicherweise auch Ergebnis der jahrelangen Einnahme von Opiaten), drei Appetitzügler sowie Testosteron.

2. Eine Stunde vor dem Auftritt wieder Spritzen für die Stimme und den Kreislauf, ein kodeinhaltiges Mittel zur Beruhigung der Atemwege und Amphetamine zur Stimulierung.

3. Unmittelbar vor dem Auftritt eine Mischung aus Coff in und Dexedrin [Dexamphetaminsulphat] als Aufputschmittel sowie das potente Morphinanalogon Dilaudid.

4. Unmittelbar nach dem Auftritt ein Mittel zur Senkung des Blutdrucks, Antihistamine zum Abschwellen der Atemwegsschleimhäute sowie Beruhigungsmittel, darunter das Opiat Demerol [Dolantin].

5. Vor dem Einschlafen die Hypnotika Methaqualon und Placidyl [Ethchlorvynol], Amphetamine (!), eine weitere Pille gegen Bluthochdruck, Abführmittel und weitere Beruhigungsmittel.

6. Bei den häufigen Schlafstörungen Quaalude sowie das Barbiturat Amytal [Amylobarbital]. In den Jahren 1975 bis 1977 verschrieb «Dr. Nick», wie er sich selbst nannte, allein für Elvis in Pillen- oder Ampullenform folgende Dosen: 5458mal Amphetamine, 9567mal Beruhigungsmittel sowie 3988mal Betäubungsmittel – im Schnitt insgesamt zwanzig Einzeldosen pro Tag.

Außerdem erhielt Elvis weitere Medikamente von Dr. Elias Ghanem, einem Prominentenarzt in Las Vegas, Dr. Max Shapiro in Los Angeles, einem Zahnarzt ohne Behandlungszimmer, und von seinem Zahnarzt Dr. Lester Hofman in Memphis.

Der Beginn war dabei ganz ähnlich wie bei Johnny Cash: Muntermacher und Mittel, die die Aktivität steigern und die Selbstsicherheit erhöhen, und danach etwas, um wieder „herunterzukommen". Die Ausmaße des Ganzen sind allerdings nur als Horror zu bezeichnen. Und im Unterschied zu Johnny Cash spielten bei Elvis morphinähnliche Substanzen, Hypnotika und Sedativa eine weitaus bedeutendere Rolle. Wiederum im Unterschied zu Cash rauchte und trank Elvis nicht (wobei auch bei Johnny Cash der Alkoholkonsum wahrscheinlich noch moderat war). Wie schon geschrieben, nahm er subjektiv Medikamente und keine Drogen.

Nun zu den beiden Repertorisationen. Zunächst Johnny Cash:

1	Gemüt - Aktivität - Verlangen nach	111
2	Gemüt - Beschwerden durch - Ausschweifungen	18
3	Gemüt - Destruktivität, Zerstörungswut	67
4	Gemüt - diktatorisch	63
5	Gemüt - Drogen - Verlangen nach - psychotropen Drogen; nach	12
6	Gemüt - Fahren, Autofahren - Verlangen zu Fahren - schnell	9
7	Gemüt - Gefahr - kein Gefühl für Gefahr; hat	10
8	Gemüt - glückseliges Gefühl	19
9	Gemüt - Schlaf - Schlafmangel	17
10	Gemüt - Schlagen - eingebildete Objekte ein; schlägt um sich auf	16
11	Gemüt - Tod - wünscht sich den Tod, möchte sterben	95
12	Gemüt - Umherstreifen, Streunen	7
13	Gemüt - unbesonnen, unachtsam	100
14	Gemüt - Verlangen, Wunsch nach - voller Verlangen - Höhle zu sein; Verlangen, in einer	1

15	Gemüt - Wahnideen - schweben - Luft, in der	90
16	Gemüt - Wahnideen - Ungeziefer - sieht Ungeziefer herumkriechen	14
17	Gemüt - Zorn - Kleinigkeiten, über	93
18	Gemüt - Zorn - zerstören; mit Neigung, Gegenstände zu	2
19	Haut - Würmern; Gefühl von	8
20	Allgemeines - Fremdkörper - Gefühl eines Fremdkörpers	6
21	Allgemeines - Tabak - Verlangen nach Tabak - rauchen; Verlangen zu	38

	nux-v.	phos.	op.	lach.	sulph.	sep.	dulc.	stram.	plat.	sil.
	14/19	10/13	9/16	9/14	9/13	9/11	7/11	7/11	7/9	7/9
1	1	3	3	3	2	2	3			1
2	2			1		1		1		
3	2	1	1	1	1	1	1	4	1	
4	1	1		1	2	1	2	1	2	2
5	1		1							
6	1									
7			3					1	1	
8			2				1			
9	2	1	1		1					
10	1	1	1					2	1	
11	1	1	1	2	3	2	1	1	1	2

	nux-v.	phos.	op.	lach.	sulph.	sep.	dulc.	stram.	plat.	sil.
	14/19	10/13	9/16	9/14	9/13	9/11	7/11	7/11	7/9	7/9
11	1	1	1	2	3	2	1	1	1	2
12	1									
13	1	2	2	2	1	1		1	1	1
14										
15		1	2	2		1	1			
16	2	1			1					1
17	2	1			1	1	2		2	
18										
19					1					1
20										1
21	1			1		1				

Zu dieser Repertorisation gibt es noch ein paar Worte zu sagen: Be-rücksichtigt ist die bereits beschriebene Szene, in der er auf eine Holz-vertäfelung einschlägt, sich dabei verletzt und glaubt, eine Spinne habe ihn gebissen (die er tatsächlich gesehen hat). Berücksichtigt ist auch seine Neigung, umherzufahren (*„umherstreunen"*). Dabei fährt er recht schnell und ist unachtsam. Mehrere Autos hat er zum To-talschaden gebracht. Der Schlafmangel war einer der ursprünglichen Auslöser des Drogengebrauchs.

Dass hier Opium und Lachesis mit auf den ersten Plätzen sind, ist klar. Da war nichts anderes zu erwarten. Aber wieder erscheint Nux vomica an erster Stelle! Interessant sind auch die gewalttätigen Nachtschat-tenmittel, insbesondere Dulcamara mit seiner diktatorischen Seite. An Sulphur, Sepia und Silicea denke ich weniger, möglich wäre allen-falls noch Platin. Nun zu Elvis Presley:

1	Gemüt - diktatorisch	63
2	Gemüt - Morphiumsucht	34
3	Gemüt - Nachgiebigkeit	61
4	Gemüt - vertrauensvoll	10
5	Gemüt - Zorn - plötzlich	29
6	Gemüt - Zorn - plötzlich - aufhörend; und plötzlich	3
7	Rektum - Obstipation - chronisch	63
8	Allgemeines - Medikamente - Allopathische - Mißbrauch von	30
9	Allgemeines - Medikamente - Allopathische - Sucht auf	4
10	Allgemeines - Schlafmittel; durch	4

	puls.	op.	phos.	nux-v.	lach.	lyc.	carb-v.	nat-m.	thuj.	aur.
	6/9	6/7	6/6	5/10	5/7	4/8	4/7	4/6	4/6	4/5
1	1		1	1	1	3		1	1	1
2	1	1	1	1	2					1
3	3		1	2		2	3	1	3	2
4		1								
5	1		1			1				1
6	1		1							
7		2	1	3	2	2	2	3	1	
8	2	1		3	1		1	1	1	
9		1								
10		1			1		1			

Ich muss gestehen, dass ich beim Lesen der Beschreibung von Elvis Presleys Medikamentenverbrauch spontan in erster Linie an Nux vomica dachte. Dieses Bestreben, sich so auszuregulieren, dass man immer perfekt funktioniert, ist typisch für Nux vomica (das hintergründige Wissen, dass das alles auf die Dauer nicht gut sein kann, aber auch). Bei Elvis war das nicht so, was von einer ungeheuren Naivität zeugt und von einen grenzenlosen Vertrauen in seinen Arzt (was ich ja in Bezug auf seinen Manager schon erwähnt habe). Was dieser Arzt sagte, wurde gemacht, widerspruchslos. Und an dieser Stelle kommen Pulsatilla und Phosphorus ins Spiel. Und tatsächlich steht Pulsatilla (ohne zu repertorisieren, hätte ich es nicht geglaubt) wieder an erster Stelle, wenn auch mit geringen Unterschieden zu den folgenden Mitteln, unter denen auch Nux vomica ist. Opium ist auch klar – und passt zusammen mit Nux vomica viel besser zu der lebenslangen Obstipation, die Elvis plagte. Und natürlich finden wir auch Lachesis. Dazu muss ich wahrscheinlich jetzt nichts weiter sagen – außer vielleicht, dass der Tanz von Elvis an manchen Stellen tatsächlich an die Bewegungen einer Schlange erinnert.

Es gibt noch eine andere Form von Sucht bei Elvis: die Esssucht. Und das, was er dabei zu sich nahm, ist zum großen Teil ausgesprochenes Kinderessen – ein Zeichen für die weiter bestehende enge Bindung an die Mutter (und damit für eine regressive Grundhaltung). Die folgende Repertorisation ist für mich eine Premiere, denn so etwas habe ich noch nie gemacht:

Die Repertorisation eines Sandwiches.

Es handelt sich um das Lieblingssandwich von Elvis. Getoastetes Brot wurde mit Erdnussbutter (oder einer anderen Schuhcreme) reichlich eingestrichen. Darauf kamen zerdrückte Bananen und ganz obendrauf noch kross gebratener Bacon sowie das zweite Toastbrot. Zum Schluss wurde das Ganze noch einmal in Butter angebraten.
Hierfür hatte er eigens eine Köchin angestellt. Diese hatte viel zu tun, denn pro Mahlzeit aß Elvis 10 bis 12 solcher Exemplare. Wirklich gesund scheint mir das nicht zu sein.

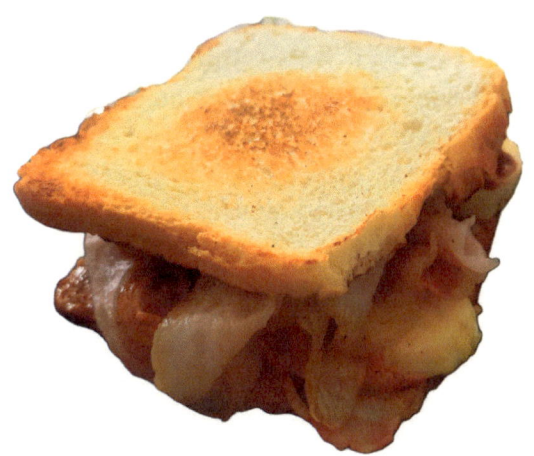

Hier also die Repertorisation dieses Sandwiches (bzw. dessen, der es mit Vorliebe gegessen hat):

1	Allgemeines - Speisen und Getränke - Bananen - Verlangen	20
2	Allgemeines - Speisen und Getränke - Brot - Verlangen - Getoastetes Brot, Toastbrot	5
3	Allgemeines - Speisen und Getränke - Butter - Verlangen	34
4	Allgemeines - Speisen und Getränke - Erdnußbutter - Verlangen	7
5	Allgemeines - Speisen und Getränke - Schinken - Verlangen	24

	tub.	puls.	dulc.	ham.	ozone	calc-p.	arg-n.	carc.	kali-s.	nit-ac.
	4/6	3/4	3/3	3/3	3/3	2/3	2/2	2/2	2/2	2/2
1	1	1	1	1	1					1
2						1				
3	1	1	1	1	1		1	1	1	1
4	1	2								
5	3		1	1	1	2	1	1	1	

Tuberkulinische Mittel waren zu erwarten, schon wegen der schieren Menge der Nahrungszufuhr, aber auch wegen der Art der Nahrung. Ich hätte tatsächlich eher auf Tuberkulinum oder Calcium phosphoricum getippt, aber Pulsatilla ist auch in dieser Repertorisation mit unter den ersten Mitteln. Das Regressive dieser Nahrungsvorliebe bildet sich mit Carcinosinum ab.

Dass es sich hier um eine Art von Sucht handelte, ist Elvis wahrscheinlich überhaupt nicht bewusst gewesen, hat er doch seine Abhängigkeit von den vielen Medikamenten schon nicht zugegeben. Im Gegenteil war er strikt gegen Drogen, hat nicht geraucht und nur wenig Alkohol getrunken (denn das wären Abhängigkeiten gewesen, die er sich hätte selbst zuschreiben müssen).

Er ging so weit, dass er einen Brief an den amerikanischen Präsidenten Nixon schrieb, in dem er sich gegen den zunehmenden Drogenmissbrauch wandte.

> *Zuerst möchte ich mich vorstellen. Ich bin Elvis Presley und bewundere Sie und respektiere Ihr Amt. Ich sprach in Palm Springs mit Vizepräsident Agnew und äußerte meine Sorge über unser Land. Die Drogenkultur, die Hippie-Demonstrationen, die SDS [Students for a Democratic Society], die Black Panthers usw. halten mich nicht für ihren Feind, oder als Teil des Establishment, wie sie es nennen. Ich nenne es Amerika, und ich liebe es. Sir, ich kann und will dem Land zu Diensten sein [...] Ich habe kein anderes Motiv [...] als dem Land zu helfen. Also wünsche ich keinen Titel oder Posten [...] ich kann Ihnen von größerem Nutzen sein, wenn ich zum frei arbeitenden Agenten des FBI ernannt würde, und [...] ich würde es auf meine Weise tun, durch meine Verbindungen zu Menschen allen Alters [...] Ich habe eine tiefschürfende Untersuchung des Drogenmissbrauchs und der kommunistischen Techniken der Gehirnwäsche unternommen, und ich bin mitten in dieser ganzen Sache, wo ich viel Gutes tun kann und will [...] Ich würde Sie gern treffen, nur um hallo zu sagen, falls Sie nicht zu beschäftigt sind.*
>
> *Hochachtungsvoll Elvis Presley.*

Es kam dann wirklich zu einem Treffen. Und auch beim FBI wurde Elvis vorstellig und beklagte sich u. a. über das *ungepflegte Aussehen und die suggestive Musik der Beatles* und dass gewisse Personen im Entertainment-Geschäft die Vereinigten Staaten öffentl ch herabsetzten.

Zum einen wird hier die Uneinsichtigkeit hinsichtlich des eigenen Drogenkonsums deutlich, zum anderen haben wir es mit einer großartigen, fast schon ins Wahnhafte reichenden Selbstüberschätzung zu tun. Falls wir das tatsächlich als wahnhaft betrachten wollen, finden wir die zentrale Rubrik: *„Gemüt – Wahnideen – hochgestellte Persönlichkeit, er sei eine"*. Diese und ähnliche Rubriken entfernen uns dann aber ein ganzes Stück von Pulsatilla. Da sind wir eher bei Cannabis indica, Lachesis, Platin, Veratrum und Syphilinum. Und Coca, dessen Wirkung ja bei materiellen Dosen der von den Amphetaminen nicht unähnlich ist.

Man kann da natürlich entgegnen, das sei keine Wahnidee, denn Elvis sei ja tatsächlich eine hochgestellte Persönlichkeit gewesen. Nun ja. Aber doch auf einem etwas anderem Gebiet als der Drogenpolitik. Doch wie es so ist: 1972 soll man unter Republikanern tatsächlich darüber nachgedacht haben, Elvis Presley als Vizepräsidenten zu nominieren – und als Zugpferd für die Wiederwahl Nixons. Wäre das geschehen, dann hätte es tatsächlich sein können, dass nach Nixons Sturz der 38. Präsident der USA Elvis Presley gehießen hätte. Aber genug der Spekulationen und zurück zu Elvis Presley.

Elvis Presleys persönliche Beziehungen

> *Es sind immer die Höflinge, die den König umbringen.*
> John Lennon

Von der engen Mutterbindung sprach ich bereits. Es verbleibt die Frage, wie sich seine Beziehungen zu anderen Menschen gestalteten. Da müssen wir gleich am Anfang sagen, dass Elvis Probleme hatte, allein zu sein. Als er berühmt war, belagerten zahllose „Freunde" das Anwesen Graceland, die sich wohl auch zum größten Teil etwas davon versprachen, in seiner Nähe zu sein. Man sollte hier nicht nur die Rubrik *„Verlangen nach Gesellschaft"* verwenden, sondern weiter gehen und über *„Furcht – allein zu sein"* nachdenken.

Ganz offenbar trugen die vielen „Freunde", die in Graceland ständig zu Gast waren, dazu bei, Elvis Presley einigermaßen zu stabilisieren. Aber es war eben nichts weiter als eine Entourage, in der wirklicher emotionaler Kontakt selten war. Es war eher ein Geschäft: Elvis bekam die Illusion, geliebt zu werden und die „Freunde" durften in der Nähe des Stars sein , auf seine Kosten feiern (und auch das eine oder andere Geschenk erhalten, was durchaus auch einmal ein Cadillac sein konnte).

Das, was ihm an Beziehung möglich war, dauerte entweder nur kurze Zeit an oder war von Abhängigkeit geprägt.

Wenig und Widersprüchliches wissen wir von Elvis Presleys Sexualität: Über den „Verdacht" der Homosexualität, der gelegentlich geäußert wurde, den er aber auch gegen sich selbst hegte, habe ich schon etwas gesagt. Wenn er schwul (bzw. bisexuell) war, hat er das offenbar gut zu verstecken gewusst (was zu seiner Zeit auch noch nötig war). Von der sexuellen Orientierung abgesehen, gibt es aber recht widersprüchliche Berichte (was mit der Dissoziation zu tun haben kann). Da haben wir auf der einen Seite den Bühnen-Elvis, dessen erotische Ausstrahlung nicht unbemerkt bleiben kann (egal, ob man sich persönlich davon angesprochen fühlt oder nicht). Die Mädchen kreischen nicht einfach so...

Und was sich backstage abgespielt haben soll, kann man durchaus als legendär bezeichnen. Der berichtete Rekord spricht von 9 Mädchen, die ihm (nacheinander) zugeführt wurden.

Die andere Seite hat mit Priscilla zu tun. Auch Priscilla war ein solches Mädchen, minderjährig, als sie sich trafen, minderjährig, als sie zu Elvis zog – nach dem abgegebenen Versprechen, sie zu heiraten, wenn sie volljährig war (was Elvis einhielt). Von Priscilla hören wir keine solchen enthusiastischen Berichte über seine Sexualität. Sie sagt, insgesamt hätten sie etwa 50 mal Sex gehabt, bis zur Geburt der Tochter, und danach nie wieder. Dafür hat aber Elvis jede Kleinigkeit ihres Äußeren und ihres Verhaltens unter seiner Kontrolle gehabt (oder es zumindest versucht). Ich maße mir nicht an, hier eine erklärende Hypothese zu entwickeln, es entsteht aber irgendwie der Eindruck in mir, dass für Elvis das ganze Gebiet der Sexualität ziemlich problematisch gewesen sein könnte – in seiner eigenen Empfindung, wie ich vermute. Aber Elvis Presley war andererseits auf der Suche – nach etwas, was in seinem Leben fehlte und von dem er wahrscheinlich selbst nicht wusste, was es war. Er war durchaus belesen und insbesondere esoterische, religiöse Bücher faszinierten ihn (was nach meiner Beobachtung bei Pulsatilla oft zu finden ist). Dabei ist aber ein enormer Eklektizismus vorhanden. Bruchstücke aus allem kamen zusammen, denn trotz des vielen Lesens war Elvis nicht wirklich gebildet. Im Zentrum des Ganzen standen dabei die theosophischen Werke von Madame Blavatsky. Auch dadurch kam er natürlich in Konflikt mit „Colonel" Parker, seinem Manager, denn Elvis war nach dieser Lektüre mehr wirklich am Beruf des Filmschauspielers interessiert (was ich persönlich für eine gute Sache halte, denn die Filme, die er gedreht hat, sind schon unerträglich genug). Aber Parker ging es nur um eins: Geld.

Eine schwere narzisstische Kränkung war für ihn, dass ihn Priscilla verließ. Von da an ging es rapide bergab (aus dieser Zeit stammt auch die obige Beschreibung der Medikamente, die er jeden Tag einnahm). Er hatte zwar seine regelmäßigen Auftritte in Las Vegas (über 600 Auftritte), aber irgendwie kam nach dem legendären Konzert in Honolulu 1973 nichts wirklich Neues mehr hinzu, und das ist der Tod im Show-Business. Andererseits stand er kurz vor einer Comeback-Tour, als er starb.

Am 16. August 1977 ereilte ihn der physische Tod, noch auf dem Höhepunkt seines Ruhms. Er wurde tot vor seiner Toilette aufgefunden. Und natürlich gab und gibt es die verschiedensten Hypothesen über die Todesursache.

Zunächst einmal ist zu sagen, dass der plötzliche Tod beim Pressen zum Stuhlgang gar nicht so selten ist, denn dadurch ändern sich die intrathorakalen Druckverhältnisse, was natürlich auch Auswirkung auf das Herz hat. Dem entspricht auch die erste Diagnose, die von einem plötzlichen Tod durch Herzrhythmusstörung ausging. Eine andere Meinung macht die koronare Herzkrankheit für seinen Tod verantwortlich. Es stellt sich natürlich die Frage, welche Rolle die Drogen bzw. Medikamente gespielt haben. Natürlich konnten sie im Blut nachgewiesen werden. Über 20 Jahre zog sich der Streit hin, woran Elvis denn nun gestorben sei, an einer Herzkrankheit oder an Drogenkonsum. 1994 gab es ein neues unabhängiges Gutachten, das zu dem Schluss kam, Medikamente hätten keine Rolle gespielt. Elvis wäre auch ohne sie gestorben.

Für mich ist das schwer vorstellbar. Gewiss wäre Elvis auch ohne Drogen gestorben, aber nicht unbedingt an jenem Abend. Wie man eine solche Aussage vortragen kann, erschließt sich mir nicht. Insbesondere die Amphetamine verursachen ja Herzrhythmusstörungen, Blutdruckanstieg und Gefäßkontraktionen. Insbesondere bei einem vorgeschädigten Herzen kann das zum plötzlichen Tod führen, und erst recht, wenn der Druckanstieg durch das Pressen hinzukommt.

Neben der unmittelbaren Todesursache hat Elvis sehr lange an einer chronischen Darmerkrankung gelitten, die mit schwerer Verstopfung einherging. Verschiedentlich taucht dabei der Verdacht auf einen Morbus Hirschsprung auf, was sich aber eigentlich viel eher hätte äußern müssen. Andererseits werden sich die eingenommenen Opiate auch nicht sehr günstig auf die Darmtätigkeit ausgewirkt haben.

Aber all das ist ohnehin eine einzige große Verschwörung, denn es ist ja allseits bekannt, dass Elvis lebt. Und es ist ja auch etwas daran: Ein Stück Unsterblichkeit hat er bekommen (und wenn ich seine Musik zehnmal nicht mag).

Meine Längsschnitt-Repertorisation umfasst 35 Symptome und sei deshalb hier nicht vollständig wiedergegeben. Die meisten dieser Symptome fanden ohnehin bereits Erwähnung.

puls.	lach.	verat.	bell.	phos.	lyc.	plat.	stram.	sulph.	sep.
26/41	21/34	19/24	18/28	17/28	16/24	15/25	15/24	15/20	15/19

Auch wenn ich ursprünglich nicht mit Pulsatilla als Mittel der Wahl gerechnet hatte, bestätigt sich dieses Mittel hier doch deutlich.

Aber auch alle anderen Mittel (vielleicht bis auf Sulphur und Sepia) erscheinen mir als möglich. Mein Mittel der Wahl ist Pulsatilla. Immerhin war dieses Mittel in allen Repertorisationen ganz vorn anzutreffen (mindestens an zweiter Stelle). Das bedeutet aber auch, dass sich – ganz im Gegensatz zu Johnny Cash – in Elvis' Leben viel weniger geändert hat. Er war, wie er war und er blieb, wie er war.

Nun kommen wir zurück zu Johnny Cash, den wir verließen, als er mit den Drogen kämpfte.

Johnny Cash: Auf und ab...

Wer ein Drogenproblem hat, der bekommt fast immer auch andere Probleme. Da muss man zum Beispiel früh aufstehen, um von einem Motel ins nächste zu fahren, weil dort der nächste Auftritt stattfindet. Aber man wird von den anderen Bandmitgliedern (wie geschehen) bewusstlos und nicht erweckbar aufgefunden, so dass sie denken, man sei tot. Irgendwann kommt man doch wieder zu sich und spielt am Abend eines der besten Konzerte seines Lebens. Aber verlassen kann man sich darauf natürlich nicht. Bei einem Konzert im Madison Square Garden in New York (eine unglaubliche Auszeichnung für einen, der als Country-Musiker gilt) ist auf einmal die Stimme ganz weg.

Und wenn man dann noch viele Konzerte ganz absagen muss, dann wird man irgendwann nicht mehr gebucht. Von Plattenverkäufen allein kann er aber (noch) nicht leben. Er ist also etliche Stufen der Karriereleiter herabgestürzt und fast unten angelangt.

Aber in dieser Situation gelingt ihm eine großartige Anknüpfung an seine Anfänge – indem er für die singt, die noch weiter unten sind als er: die Häftlinge im Gefängnis.

Folsom Prison

Der Folsom Prison Blues ist einer seiner ersten Songs. Und letztendlich ist er auch gar nicht wirklich von ihm. Er musste sogar an den Textautor eine Ausgleichsleistung zahlen. Der Text stammt also in weiten Stücken von Gordon Jenkins. Außerdem bezog er Inspiration aus dem Film „Inside the walls of Folsom Prison", den er während seiner Militärzeit in Deutschland sah.

Gleichwohl ist der Text verändert, deutlich härter. Es gibt da die berühmte Zeile

> *But I shot a man in Reno*
> *Just to watch him die.*

Viel tiefer als das kann man nicht sinken. Der Gefangene, der das sagt, gehört zum Bodensatz der Gesellschaft. Und er weiß es:

> *I know, I can't be free.*

Aber für Johnny Cash ist er dennoch ein menschliches Wesen in all seiner Qual und all seinen Träumen: Mit dem Zug fahren, dessen Pfeifen er täglich hört.

Mich erinnert das an Dostojewski und seine Schilderung der Strafgefangenen, die nach Sibirien gebracht werden und auf deren Weg Menschen stehen, die sie nicht etwa wegen ihrer Verbrechen anspucken und erniedrigen, sondern die mit ihnen fühlen, ihnen Kleinigkeiten zustecken und im christlichen Sinne meinen, diese armen Menschen würden mit ihrer Strafe auch einen Teil ihrer eigenen (unausweichlichen) Schuld sühnen. Ich glaube, dass man diesen christlichen Gedanken auch bei Johnny Cash nachweisen kann. Später wird das vielleicht noch deutlicher.

Und dort, im Gefängnis von Folsom, gibt Johnny Cash ein Konzert, bei dem er diesen Song singt. Man kann sich vorstellen, was das bedeutet hat. Er hat dann ein weiteres Konzert gegeben, in San Quentin, von dem auch eine Filmaufnahme existiert. Man spürt, wie die Luft brennt, wenn er singt:

> *San Quentin, I hate every inch of you.*

Später gab er zu, dass er sich sehr wohl der Macht bewusst war, die er in diesem Moment hatte. Er hätte nur ein einziges Wort sagen müssen, und die Revolte wäre losgebrochen. Nicht umsonst zählt dieses Album zu den legendären Konzertmitschnitten, die es auf dieser Welt gibt. Man muss Johnny Cash und seine Musik nicht mögen, aber diese Anerkennung kann man ihm nicht versagen.

Nun denn, wenn ich oben ein Sandwich repertorisiert habe, soll jetzt die Repertorisation eines Songs folgen: Folsom Prison Blues:

1	Gemüt - Angst - Gewissensangst	118
2	Gemüt - Neid	39
3	Gemüt - Reisen - Verlangen nach	60
4	Gemüt - Respekt, Ehrfurcht vor seiner Umgebung	12
5	Gemüt - töten, Verlangen zu	62
6	Gemüt - töten, Verlangen zu - jemanden töten; denkt, er müsse	2
7	Gemüt - Verlangen, Wunsch nach - voller Verlangen	22
8	Gemüt - verlassen zu sein; Gefühl	166

	hyos.	plat.	ars.	puls.	lach.	ign.	aur-m-n.	nat-m.	tritic-vg.	calc.
	7/15	6/10	5/12	5/11	5/9	5/8	5/7	5/7	5/6	5/5
1	2	2	3	2	2	2	2	2	2	1
2	3	2	3	3	2	1	1		1	1
3	1	1			1	2	1	1		1
4	2	1		1				1		
5	3	2	2		2		1	1	1	1
6	2									
7			2	2		1			1	
8	2	2	2	3	2	2	2	2	1	

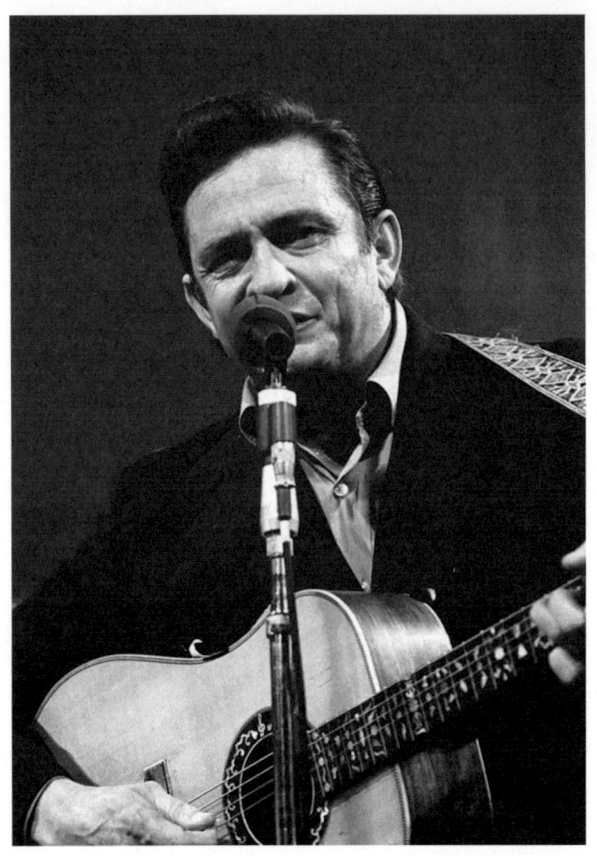

Natürlich gibt es in jeder Repertorisation schwache und starke Rubriken (es sei denn, man verwendet von vornherein nur die starken). Dass dieser Gefangene voller Verlangen nach Freiheit ist und dass er das auf jenen Zug projiziert, der ihn wegführen könnte, ist streng genommen überhaupt kein Symptom, sondern völlig normal. Auch der Neid auf jene, die in dem Zug sitzen, ist nicht besonders verwunderlich. Und das Gefühl, verlassen zu sein, ist auch nicht ungewöhnlich für einen Gefangenen. Zwei Dinge sind es vor allem, die mich zu Hyoscyamus führen: Das eine ist die Art des Verlangens, jemanden zu töten: Nur um ihn sterben zu sehen. Das finden wir so nicht im Repertorium, wohl aber das Gefühl, jemanden töten zu müssen, und das ist typisch für Hyoscyamus. In einem anderen Zusammenhang sagte ein Mörder, ihm sei schon lange klar gewesen, dass er irgendwann jemanden töten würde, um zu erfahren, wie das ist. Er hätte mit hoher Wahrscheinlichkeit Hyoscyamus gebraucht. Mehr möchte ich hierzu nicht sagen, weil die betreffende Person noch lebt.

Das Zweite, was für Hyos. spricht, ist, dass er einsieht, nicht frei sein zu können, wegen seiner Tat. Das habe ich als Respekt vor seiner Umgebung bezeichnet, Respekt vor den anderen Menschen, auch jenen, die ihn verurteilt haben. Ich bin mir hier mit Hyoscyamus so sicher, dass die anderen Mittel kaum noch für mich in Frage kommen.

Man überlege aber auch einmal, was es bedeutet, dass Johnny Cash diese Zeilen geschrieben hat: Es bedeutet, dass auch in ihm etwas von Hyoscyamus steckt. Nachtschattengewächse sind in den vergangenen Rubriken ja verschiedentlich aufgetreten, jedoch nicht vordergründig Hyoscyamus.

Dieser große Erfolg kann Johnny Cash in die 70er Jahre hinein tragen, aber es ist keine Lösung. Und sein Drogenproblem besteht auch weiter.

Ich möchte an dieser Stelle noch einmal anknüpfen an den Vergleich, den ich mit Dostojewski versucht habe. Hierzu muss ergänzt werden, dass auch Dostojewski süchtig war: spielsüchtig. Bei Dostojewski kam noch erschwerend hinzu, dass er an der Armutsgrenze lebte und das Spielen in diesem Falle äußerst verderblich war.

Wenn wir versuchen, die homöopathischen Arzneimittel zu vergleichen, so sehen wir sofort eine große Ähnlichkeit: Bei Dostojewski stehen bei meiner Repertorisation an der Spitze (in rein rechnerischer Reihenfolge: Lachesis, Calcium carbonicum, Nux vomica, Staphysagria, Sulphur, Causticum – also bis auf Calcium carbonicum alles Mittel, die wir auch aus der Spitzengruppe von Johnny Cash kennen (und Calcium könnte man gar noch als Stellvertreter von Carcinosinum auffasse – was natürlich homöopathisch grenzwertig ist.) Diese Ähnlichkeit ist natürlich nur eine partielle und am deutlichsten wird sie bei den Rubriken, die sich um Mitgefühl und Gerechtigkeitsempfinden ranken. Man vergleiche in diesem Zusammenhang die Repertorisation auf Seite 34.

Sein Biograph schreibt über Johnny Cash, er könne nicht nur in die Seele eines Häftlings blicken, sondern er kenne auch die Gefühle eines Gläubigen. Das trifft sich gut mit der Aussage von Dostojewski über sich selbst, er sei kein Psychologe, aber er schaue in die Tiefe der Menschenseele.

Zurück zur eigentlichen Karriere: Endlich wurde er auch von anderer Seite wahrgenommen, nicht mehr nur von der Country-Gemeinde. Dort einen Nummer 1-Hit zu bekommen, war ihm ein Leichtes, aber er sah sich eben nicht nur als Country-Sänger und er war es auch nicht. Im „Rolling Stone" erschien ein Essay über ihn, in dem er ausführlich vorgestellt wurde. Damit hatte er jetzt auch Zugang zum Rock- und Pop-Markt. Der Name, den der Essayist seiner Musik gab, war „Country-Soul". Aber auch zum Folk gab es starke Verbindungen. Bob Dylan und Johnny Cash waren ziemlich befreundet und haben gegenseitig Titel gecovert.

Schließlich kommt sogar eine landesweite eigene Fernsehshow hinzu. Damit war er jetzt wirklich ganz oben. Aber er blieb sich von den Themen her treu. Auch von der religiösen Thematik her. Es gibt eine Platte „The holy Land", die in Zusammenhang mit einer Israel-Reise entstanden ist, ein alter Traum von ihm. Wie schon gesagt: Er konnte nicht nur in die Seele eines Häftlings blicken, sondern auch in die eines Gläubigen.

Und was immer wieder von ihm gesagt wurde: Er war <u>echt.</u> Kris Kristoffersen

> *Für mich war John das echteste, was sich aus diesem groß-*
> *artigen Künstlerpool von Sun Records herausentwickelt*
> *hat. Von Anfang an besaß er etwas Ehrfurchtgebietendes.,*
> *aber ganz besonders in jenen Tagen, als er ganz dünn war*
> *und wie ein wildes Tier auf der Bühne umherlief. Er war*
> *so aufgedreht, dass man glaubte, er müsse jeden Moment*
> *explodieren.*

Noch einmal: „ I walk the Line"

Ich erwähnte ja, dass dieses Lied (auch) als Treuebekenntnis zu seiner Ehefrau Vivian gemeint war. Aber die Vorsätze mögen noch so edel sein, sie halten dennoch nicht immer. Für Vivian waren die steile Karriere und die ausgedehnten Konzertreisen Ende der 50 er Jahre eine starke Belastung, die sie nur schwer aushielt und schließlich nicht mehr aushielt. Parallel lernte Johnny Cash die Countrysängerin June Carter kennen, die das Leben, das Johnny Cash führte, aus eigener Erfahrung kannte. Ihr bekanntester Song ist gleichzeitig einer der bekanntesten von Johnny: Ring of Fire. Sie hat ihn geschrieben und man kann ihn natürlich als Liebeslied sehen, aber auch als Auseinandersetzung mit dem Drogenkonsum.

Es steht natürlich die Frage, welchen Einfluss June auf den Drogenkonsum hatte. Da ist man schnell mit dem Begriff der Ko-Abhängigkeit zur Hand. Es kann aber auch sein, dass die Beziehung nicht die Sucht stabilisiert hat, sondern die autonome Persönlichkeit Johnny Cash. Solche Fragen sind ohne genaueste Kenntnisse, die weit über das hinausgehen, was in Biografien vermittelt wird, nicht beantwortbar. Gehalten hat die Beziehung jedenfalls bis zum Tod von June. Nur 4 Monate später starb auch Johnny Cash. Aber da sind wir noch nicht. Von dem Grad von Ruhm (bis hin zur eigenen Fernsehshow) kann es eigentlich nur noch ein Zurück geben. Und in der Tat ging es mit der Karriere wieder bergab. Wohl gab es die „Highwaymen" (Waylon Jennings, Willie Nelson, Kris Kristoffersen und Johnny Cash), wohl gab es auch die eine oder andere Platte, aber der frühere Glanz wollte sich nicht wieder einstellen. Außerhalb der Country-Gemeinde geriet Johnny Cash langsam in Vergessenheit – beim Publikum wohlgemerkt, niemals bei den Musikerkollegen!

Aber dann kam das Jahr 1994, in dem ihm ein neuer Plattenvertrag angeboten wurde: Von Rick Rubin, einem Produzenten, der sich eigentlich mit Metal und Hip Hop beschäftigte, darüberhinaus aber alles produzierte, was er gut fand, ohne Berührungsängste. Und die hatte Johnny Cash ebenfalls nicht. Das, was in diesen letzten Platten den „American recordings" herauskam, ist einfach nur großartig. Wir haben einen gereiften und teilweise schon kranken Cash vor uns, der geradeheraus singt, der keine „Mätzchen" mehr braucht (die hat er ohnehin nur selten gebraucht).

Ich möchte ein paar Worte sagen zu einem Titel, der zu Cashs Lieblingstiteln gehört: „The Mercy Seat", ursprünglich von Nick Cave .

„The mercy seat" bedeutet „Der Gnadenstuhl".

> *In Heaven His throne is made of gold*
> *And the Ark of His Testament is stowed*
> *A throne from which I'm told all history does unfold*

Down here, it's made of wood and wire
And my body is on fire
And God is never far away

Dem goldenen Stuhl Gottes (The mercy seat) entspricht auf dieser Welt der hölzerne elektrische Stuhl, zu dem ein zum Tode Verurteilter gebracht wird. Da haben wir wieder die Themen Cashs: Verbrechen und Strafe, Schuld und Sühne (Dostojewskis Buchtitel) und die Gnade.
Es ist hier nicht der Ort, um die symbolische Bedeutung dieses Songs deutlich zu machen. Johnny Cash scheint er jedenfalls unter die Haut gegangen zu sein – und mir auch.

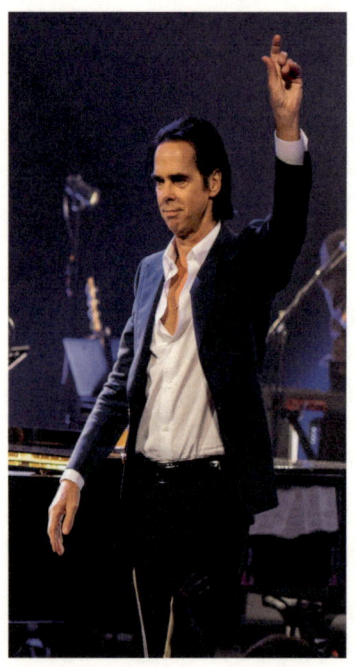

Und was sagt Nick Cave, der Urheber, dazu?

> *It doesn't matter what anyone says – Johnny Cash recorded my song.*

Solcherart ist die Anerkennung, die Johnny Cash in Musikerkreisen genoss und genießt. Johnny Cash gilt dort als einer der ganz Großen.

Nur noch ein Titel dieser letzten Phase soll erwähnt werden: „Hurt", ursprünglich von den „Nine Inch Nails", den ich in seiner Geradlinigkeit für unglaublich viel besser halte als das Original.

Die letzten Aufnahmen für die „American recordings" kamen nur noch mit großer Anstrengung zustande.
Zum Schluss muss ich in diesem Rahmen noch auf die Gesundheit Johnny Cashs in seiner letzten Zeit eingehen.

Der Tod

Johnny Cash litt an einer unklaren Nervenerkrankung. Zunächst wurde M. Parkinson diagnostiziert, was dann in „Shy-Drager-Syndrom" umgewandelt wurde und schließlich in „autonome Neuropathie". Als Basis dafür wird der Diabetes genannt. Verwunderlich finde ich, dass mir nirgendwo die Auffass ng begegnet ist, die Erkrankung könne durch die Amphetamine bedingt sein, von denen ja zumindest hinsichtlich Parkinson eine Erhöhung der Erkrankungswahrscheinlichkeit bekannt ist[4].

Hinzu kam eine zunehmende Verschlechterung des Sehvermögens und eine chronische Atemnot, die wahrscheinlich auf das exzessive Rauchen zurückzuführen ist und als COPD zu deuten ist. Schließlich starb Johnny Cash am 12. September 2003. Als Todesursache wurde Lungenversagen angegeben.

Die Längsschnitt- Repertorisation von Johnny Cash ist nicht so eindeutig wie die von Elvis Presley, bei der sich ja Pulsatilla wiederholte, das bei allen Einzelrepertorisationen auch ganz vorn stand.

Lach.	19/27	Caust.	15/27	Aur.	13/18
Bell.	17/27	Merc..	15/22	Dulc.	13/15
Sulph.	17/24	Phos.	14/23	Sep.	13/15
Nux-v.	16/24	Stram.	14/22		
Staph	16/22	Puls.	15/22		

Ich denke, dass sich hier eine Entwicklungsrichtung andeutet: Vom verletzten Staphysagria zur Annahme der Herausforderung mit Nux vomica und schließlich zur syphilinischen Loslösung in Lachesis und Mercurius. Parallel hierzu gibt es die Entwicklung von Staphysagria zum mitfühlenden und helfenden Causticum und Phosphor sowie die mercurialische Revolte. Ich halte diese Entwicklung für gut nachvollziehbar und auch für ziemlich gesund – trotz der Drogen und trotz der auftretenden depressiven Episoden (Aurum) und Zornesausbrüche

---

[4] Im homöopathischen Sinne interessant ist in diesem Zusammenhang die Tatsache, dass Amphetaminderivate auch in Studien teilweise erfolgreich zur Behandlung des M. Parkinson eingesetzt wurden.

(Nachtschatten). Vor allem hat die philobatorische Bewältigungsstrategie / die reife Abwehr durch Sublimation immer wieder Kraft zum Weitermachen geben können.

Elvis Presley und Johnny Cash

Es gibt natürlich Unterschiede und Gemeinsamkeiten zwischen den beiden. Vielleicht ist es gar nicht nötig, sie alle aufzuzählen. Für nötig halte ich hingegen, sich auf die Normen zu beziehen, die zu ihrer Zeit galten, nicht unbedingt so sehr auf heutige Normen.

Mir scheint dabei, dass es sich, wenn wir die beiden in den 1970er Jahren vergleichen, bei Johnny Cash um die reifere Persönlichkeit handelte. Ich sehe bei ihm einen höheren Grad von Autonomie. Natürlich war auch er in eine Abhängigkeit vom Vater verstrickt, diese Abhängigkeit selbst ist aber reifer als Elvis' Abhängigkeiten (von seiner Mutter, von seinem Manager, von seinen „Freunden", vom Publikum). Dem Vater scheint Elvis hingegen eher gleichgültig gewesen zu sein – nun ja, bis auf das Geld, was er einbrachte.
Ja, und Johnny Cash war ein Kerl (was aus heutiger Sicht mit der Frage der Reife nichts zu tun hat). Elvis hingegen war für viele Männer im Bild der Zeit eine „Schwuchtel" (ob er nun wirklich schwul oder bisexuell war oder nicht).
Seine Wirkung auf Mädchen und Frauen ist unumstritten. Allerdings gibt es auch Stimmen, die das Männliche in ihm vermisst haben. Wie gesagt: alles im Bild der Zeit – ein anderes haben wir nicht.
Aber wiederum andererseits: Was hat diese grandiose Männlichkeit eigentlich Johnny Cash genutzt? Er hat es nicht geschafft, vom Vater anerkannt zu werden – und wenn er mit noch mehr Präsidenten am Tisch gesessen hätte. Man kann einfach nichts tun. Das hört auch nicht auf, wenn der Vater stirbt (genauso wenig wie die Abhängigkeit von der Mutter aufhört, wenn sie stirbt).

Es gibt Dinge, die kann man in diesem Leben nicht erreichen. Das, was man aber schaffen kann, ist, eben das zu erkennen und von dieser fürchterlichen Enttäuschung ausgehend versuchen zu sehen, was es denn sonst noch so gibt im Leben. Die Drogen können dabei ein möglicher Weg sein, wenn auch ein Irrweg.

Es gilt auch anzuerkennen, dass man womöglich diese Last trotz allem, was es sonst noch an Schönem geben mag, niemals ganz los wird.

Oft bin ich als Psychotherapeut gefragt worden, ob denn „das" irgendwann ganz verschwinden kann. Ich habe immer die gleiche Antwort gegeben: Die Glücklichsten schaffen 90 %. Und ganz ehrlich: Das ist doch was! Und auch 50 % ist etwas. Das heißt, 50 % weniger zu leiden!

Und wir sollten auch nicht vergessen, dass dieses Leid, dieser Schmerz und dieses Dunkel auch ein ganzes Stück den Ort ausmachen, aus dem die Kreativität kommt.

Gesundheit ist NICHT das höchste Gut!

Ein rosafarbener Cadillac aber auch nicht.

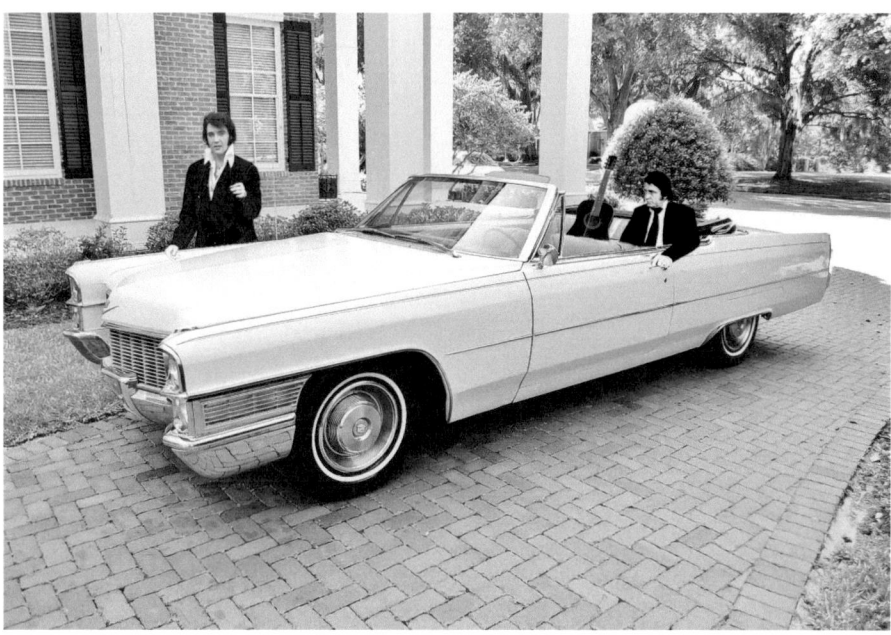

Freddie Mercury

The great Pretender

von Patrick C Hirsch

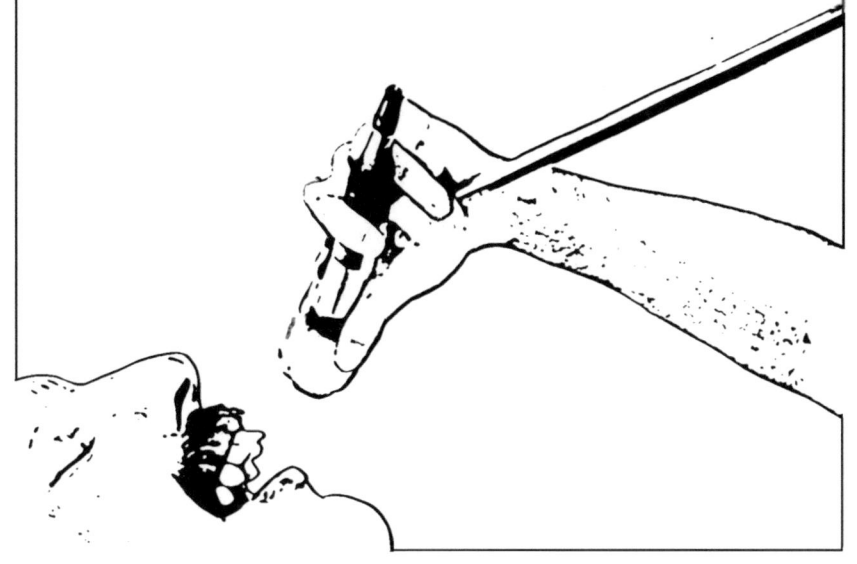

Freddy Mercury

Die Leute in der Musikindustrie sehnen sich verzweifelt danach, geliebt zu werden. Wir sind alle unsichere kleine Angeber. Wir sorgen dafür, dass es fantastisch aussieht, wir unterhalten die Leute, so gut wir können. Wir erwecken den Anschein, als ob wir wüssten, was wir tun. Aber eigentlich stolpern wir nur durch die Gegend wie Enten auf Crack.

Francis Rossi

Ich frage mich oft, was meine Mutter wohl denkt, wenn sie extreme Bilder von mir auf der Bühne sieht, mit all dem Make-up und den Kostümen. Aber wie mein Vater stellt auch sie keine Fragen.

Freddy Mercury

Ich liebe Leder. Ich sehe mich gern als schwarzen Panther.

Freddy Mercury

Freddie Mercury wurde am 5. September 1946 in Stonetown, Sansibar geboren. Sein eingetragener Geburtsname war Farrokh Bomi Bulsara. Seine Mutter Jer Bulsara war gerade 18 Jahre alt, als sie ihren Sohn zur Welt brachte. Sein Vater Bomi war 37. Geboren wurde er 1908 in der indischen Kleinstadt Bulsar nördlich von Bombay (heute Mumbai).
Geheiratet hatte das Paar 1945 noch in Indien, bevor es auf der Suche nach besserer Arbeit nach Sansibar auswanderte. Bomi fand als Kassenangestellter bei der britischen Regierung am obersten Gerichtshof Arbeit.
Farrokh wurde im zoroastrischen (bzw. zarathustrischen) Glauben erzogen, einer monotheistisch-dualistischen Buchreligion, die großen Wert darauf legt, dass sich der Mensch im ewigen Kampf zwischen Gut und Böse frei für eine Seite entscheiden kann – natürlich mit Konsequenzen.

*Ich bin ein sehr unsicherer kleiner Junge, weil ich ein bisschen zu behütet aufgewachsen bin. Mein Onkel hatte eine Villa in Daressalam, nur ein paar Meter vom Meer entfernt, und ich wurde jeden Morgen von seinem Diener geweckt. Ich schnappte mir einen Orangensaft und trat buchstäblich an den Strand. **In gewisser Weise hatte ich schon immer Glück, auch als Kind.** Ich liebe es, wenn man mich als rohes Ei behandelt. Das ist etwas, womit ich aufgewachsen bin.*

Freddy Mercury

Die Bulsaras waren ganz im Sinne des zoroastrischen Glaubens ruhig, fleißig, häuslich mit einer durch und durch positiven Lebenseinstellung. Schicksalsergebene Menschen, die sich an die Rituale und Gebote ihrer Religion hielten und immer danach lebten. Materielle Dinge waren unwichtig.

Als Mazdaanbeter, als Zarathustraanhänger will ich das Glaubensgelübde ablegen, der sich dem Glauben angelobt, zum Glauben bekannt hat. Ich schwöre mich ein auf den gutgedachten Gedanken. Ich schwöre mich ein auf das gutgedachte Wort. Ich schwöre mich ein auf die gutgetane Handlung.

Yasna 12,8 (Buch der Avesta)

Als kleines Kind war er wohl eher schüchtern und zurückhaltend, konnte aber auch ein richtiger Lausbub sein.

Er entwickelte sich rasch zu einem entzückend höflichen, ernsthaften und akkuraten Jungen,

erinnerte sich seine Tante.
Er war wohl eher still und scheu, also insgesamt wahrscheinlich das, was man gern als „wohlerzogen" bezeichnet.

Schon als kleines Kind liebte er Musik, war sehr fröhlich.

Egal, ob Folk, Oper oder Klassik- ihm hat alles gefallen. Ich glaube, er wollte schon immer ein Entertainer werden.

Jer Bulsara, seine Mutter

Wir haben also einen an Musik und Kunst interessierten, eher schüchternen und scheuen, aber durchaus fröhlichen, aufgeweckten und neugierigen Jungen von ca. fünf Jahren vor uns. „Ein ganz normales Kind mit einem besonderen Interesse an Musik" ist das, was diese biografischen Beschreibungen auf den ersten Blick im Leser auslösen. Zu diesem Zeitpunkt war seine Schwester Kashmira (geb. 1952) noch nicht auf der Welt.

Ein erster Repertorisationsversuch für diese Zeit (wobei sehr wahrscheinlich überhaupt noch keine Behandlungsindikation bestand):

1	Gemüt - Schüchternheit, Zaghaftigkeit - Kindern; bei	28
2	Gemüt - neugierig	39
3	Gemüt - zurückhaltend, reserviert	135
4	Gemüt - liebevoll, voller Zuneigung, herzlich	89
5	Gemüt - Milde	121
6	Gemüt - stilles Wesen	109
7	Gemüt - begabt, talentiert - Kinder	2
8	Gemüt - Kunst - Talent zur	16
9	Gemüt - Musik - Talent für	2

	sulph.	staph.	chin.	puls.	phos.	sil.	carc.	sep.	nat-m.	calc.
	8/10	7/9	7/7	6/11	6/10	6/9	6/7	6/7	5/10	5/9
1	1	1	1	1	1	1	1	1	1	
2	1			1	1		1	1		1
3	1	2	1	2	3	1	1	1	3	2

	sulph.	staph.	chin.	puls.	phos.	sil.	carc.	sep.	nat-m.	calc.
	8/10	7/9	7/7	6 /11	6 /10	6/9	6/7	6/7	5 /10	5/9
4	2	2	1	3	2	2	1	1	2	2
5	2	1	1	3	2	3	2	2	3	2
6		1	1	1		1		1	1	2
7	1		1							
8	1	1	1		1	1	1			

Sulfur und Calcium dominieren als psorische Mittel, fünf Mineralien sind unter den ersten zehn Mitteln, drei Pflanzen. Carcinosinum als Hauptmittel des carcinosinischen Miasmas steht rein rechnerisch an siebenter Stelle. Hier ist das Thema Überbehütung sehr interessant.

Offenbar haben die Eltern zwar für ihre Kinder sehr gesorgt, Geschlagen wurden sie nie, körperliche Nähe wurde allerdings ebenfalls nahezu verwehrt. Sie hatten eine Nanny, die sich täglich um sie kümmerte.

Seinem letzten Lebenspartner Jim Hutton schilderte Mercury, wie er sich immer wieder darüber Gedanken gemacht habe, dass dieser Mangel an offener und auch körperlicher Zuneigung dazu geführt habe, dass er als Erwachsener ein übermäßiges Verlangen nach körperlichem und insbesondere sexuellem Kontakt entwickelte.

Ich war außerdem ein frühreifes Kind, und meine Eltern dachten, es würde mir guttun, wenn man mich ins Internat steckte. Als ich ungefähr sieben war, kam ich also eine Weile lang aufs Internat nach Indien. Meine Erziehung war ein ziemliches Chaos, hat aber, glaube ich, trotzdem ganz gut funktioniert.

Freddie Mercury

Er spricht hier von *einer Weile*, in Wirklichkeit handelte es sich aber um 10 Jahre.

Wenn ich mich selbst an Drohungen in meiner eigenen Kindheit erinnere, in ein Internat gesteckt zu werden, wird mir übel.

Ein reifendes Kind möchte in einer behüteten Umgebung selbstbestimmt aufwachsen. In einer gesunden Psora entwickelt sich ein willensstarkes Ich, welches in der folgenden Tuberkulinie gesund differenzieren kann. Er spricht auch von einem ziemlichen Chaos, was seine Erziehung angeht. Eigentlich kann damit nur die körperliche Zurückweisung gemeint sein bzw. der Widerspruch, auf der einen Seite sehr behütet aufzuwachsen, auf der anderen aber geradezu vernachlässigt zu werden.

Jedenfalls wurde er kurz nach der Geburt seiner Schwester nach Indien gebracht, nach Panchgani in die St.Peter's Church of England, die beste Privatschule für Jungen in Panchgani. Das Gefühl des Privilegiertseins konnte für Freddie aber nicht das Gefühl der Verlassenheit und Einsamkeit kompensieren. Noch als Erwachsener hatte er zeitlebens große Probleme mit dem Alleinsein.

Insgesamt bedeutet das nichts weniger, als dass Mercurys Kindheit im Alter von ungefähr sieben bis acht Jahren beendet war.

Du musstest tun, wie dir geheißen wurde, deshalb versuchte ich, das Beste daraus zu machen. Ich habe gelernt, auf mich aufzupassen, und ich bin schnell erwachsen geworden

Freddie Mercury.

Natürlich hatte ich zuweilen auch das Gefühl, von meinen Eltern und meiner Schwester, die ich sehr vermisste, weggeschickt worden zu sein. Ich fühlte mich einsam und ungeliebt, aber man musste tun, was einem gesagt wurde, also war es am vernünftigsten, das Beste daraus zu machen, Man steckte mich in eine Umgebung, in der ich auf eigenen Füßen stehen musste, also hatte ich in jungen Jahren schon einen guten Eindruck davon, was Verantwortung bedeutet. Ich glaube, das hat mich ziemlich hart gemacht.

Freddie Mercury

Wenn man eines auf dem Internat lernt, dann ist es, auf ei-genen Füßen zu stehen, und das von Anfang an. Dort lern-te ich, unabhängig zu sein und mich auf niemanden außer mich selbst zu verlassen. Alles, was man über Internate so hört, ist mehr oder weniger wahr, diese ganze Schikanierei und all das.

Freddie Mercury

Das hört sich recht abgeklärt an, aber tatsächlich musste er ja irgend-wie zurechtkommen. Die Wirklichkeit jener Zeit war wahrscheinlich anders als diese distanzierten Beschreibungen.

Da war zunächst der Trennungsschmerz. Der sehr anhängliche Acht-jährige musste damit ganz allein fertig werden. Im Schlafsaal weinte er sich in den Schlaf, umgeben von 19 Mitschülern. Hier müssen wir mit voller Berechtigung von Heimweh sprechen. Als zweites wäre zu wiederholen, was ich gerade schrieb: dass die Kindheit Freddies abrupt beendet war. Erwachsen war er aber dennoch nicht. Und wer nicht mehr Kind und noch lange nicht Erwachsener ist, muss in der Fremde, in einer anfänglich völlig unbekannten Umgebung mit völlig unbekannten Regeln klarkommen. Zwar werden die Lehrer die Regeln der Anstalt sehr deutlich gemacht haben (und bei Verstößen die entsprechende Bestrafung exerziert), aber es gibt immer noch andere Regeln, solche, die einem niemand sagt, die man selbst entdecken muss (was oft genug mit erneutem Schmerz verbunden ist). Aber vielleicht und paradoxerweise ist ihm gerade aus dieser Ausweglosigkeit eine gewisse Zuversicht erwachsen...

[...] lernte ich unabhängig zu sein und mich auf niemanden außer mich selbst zu verlassen [...]

Es bleibt ihm einfach nichts anderes, als sein Schicksal selbst in die Hand zu nehmen. Offenbar haben wir es bei Freddy Mercury mit einer ziemlichen Resilienz zu tun.

Die Repertorisation jener Zeit sieht anders aus als die des kleineren Kindes bei seinen Eltern und seinem Onkel.

1	Gemüt - frühreife, altkluge Kinder	37
2	Gemüt - Beschwerden durch - Vernachlässigung	25
3	Gemüt - verlassen zu sein; Gefühl	191
4	Gemüt - Weinen - verlassen zu sein; aus dem Gefühl heraus	4
5	Gemüt - Verantwortung - ernst; nimmt Verantwortung zu	31
6	Gemüt - Heimweh	88
7	Gemüt - unzufrieden - Umgebung, mit der	13
8	Gemüt - verlassen zu sein; Gefühl - Isolation; Gefühl von	77
9	Gemüt - Weinen - Schlaf, im	90
10	Gemüt - zuversichtlich	51

	carc.	merc.	lach.	puls.	sep.	aur.	nat-m.	ign.	phos.	plat.
	8/8	7/12	7/11	7/10	7/8	6/11	6/10	6/9	6/8	6/8
1	1	2	3	1	1	2	1	1	1	
2	1		1	1	1	1	2	1		1
3	1	2	2	3	1	3	2	2	2	2
4										
5	1		1	1	1	1	1	1	1	
6	1	3	1	1	1	2	2	3	2	
7	1	1								1
8	1	1		1					1	1
9		2	2	2	2	2	2	1	1	2
10	1	1	1		1					1

Nachvollziehbar ist, dass hier Carcinosinum an erster Stelle erscheint. Die familiäre Geborgenheit musste aufgegeben werden, das Verlangen dorthin zurück ist riesig, nichts wäre schöner als die Rückkehr in den Zustand zuvor. Das geht aber nicht, also bleibt ihm nur der zuversichtliche Blick nach vorn.

Die wichtigsten Symptome sind hier Heimweh und Zuversicht (schicksalsergeben ?).

Dass Mercurius hier an zweiter Stelle erscheint, hat mich schon etwas gewundert. Es ist dreiwertig bei Heimweh und zweiwertig beim Gefühl der Verlassenheit. Der Wunsch ist nach vorn gerichtet, um wieder eine neue Art von Urzustand zu erreichen (der Weg zurück ist geschlossen). Das Internat wird zu einer Art neuer Familie, das alte Leben in Sansibar muss aufgegeben werden, ein neuer Anfang soll gefunden werden. So lässt sich m.E. hier das syphilinische Mittel Mercurius verstehen. Verbunden damit ist freilich auch die manchmal niederschmetternde Erkenntnis, ein Einzelner zu sein.

Mit etwa zehn Jahren begann seine für ihn später charakteristische distanzierte, herablassende Art. Er entwickelte sich zum Individualisten; beispielsweise hielt er nichts von Teamsportarten.

Sein Lieblingsschulfach war Kunst, er begann Klavier zu lernen und schloss sich dem Schulchor an. Wenig später gründete er seine erste Schulband, „The Hectics".

Bei Theaterstücken spielte er ausnahmslos Frauenrollen. Schon mit vierzehn Jahren war er ein ausgesprochen exaltierter Selbstdarsteller.

Obwohl Freddie schon mit ungefähr vierzehn Jahren sexuell aktiv war, ist zu diesem Zeitpunkt von seiner späteren Homosexualität noch nicht die Rede. Das war ja zu diesem Zeitpunkt in Indien und vor allen Dingen im zoroastrischen Glauben verboten. Also liegt es nahe, dass Mercury, selbst wenn es in diesem Alter schon homosexuelle Neigungen gab, diese dringlich gegenüber seinem Umfeld verheimlichen musste.

Er hatte wohl engen freundschaftlichen Kontakt zu einem gleichaltrigen Mädchen, aber mehr auch nicht.

Den anderen männlichen Jugendlichen gegenüber behauptete er sich gekonnt, war ein guter Boxer. Wegen seines Oberkieferüberbisses (er hatte vier überzählige Zähne im Oberkiefer) hatte er den Spitznamen „Bucky". Von übermäßigem Drogen-, Alkohol- oder Tabakkonsum in der Jugend wird in der biografischen Literatur nicht berichtet

In der zehnten Klasse (mit 16 Jahren) verlor er langsam immer mehr das Interesse an der Schule und richtet sein Augenmerk auf höhere, glamouröse Ziele. 1963 ging er zur Beendigung seiner Schullaufbahn zurück nach Stonetown, Sansibar, an die römisch-katholische St. Joseph's Convent School.

Nach der Revolution Sansibars 1964, bei der das Sultanat gestürzt wurde, verließ die Familie Bulsara Afrika und zog ins Vereinigte Königreich nach London.
Dieser Umzug war für seine Eltern schwer, für ihn selbst aber genau richtig. Trotzdem fasste er nicht so schnell Fuß in England. Aus einer Karriere als Jurist oder Buchhalter wurde nichts. So entschied er sich für eine künstlerische Ausbildung zunächst am Isleworth College und später (1966) an der Ealing Art School.

> *Später ging ich auf die Ealing Art School – genau in dem Jahr, als Pete Townshend sie verließ. Musik hatte mit allem, was wir taten, im weitesten Sinne zu tun, und so war die Schule eine Brutstätte für künftige Musiker. Als ich mein Diplom (1969) in der Tasche hatte, beschloss ich, mich erst einmal als freischaffender Künstler zu versuchen. Das machte ich ein paar Monate lang, aber dann dachte ich: „ Mein Gott, jetzt reicht es aber." Ich war einfach nicht daran interessiert. Und die Beschäftigung mit der Musik nahm immer größere Formen an. Schließlich sagte ich zu mir: „ Okay, ich riskier es – es ist die Musik." Ich bin einer von diesen Menschen, denen es wichtig ist, Dinge zu tun, die sie interessieren. Musik ist sehr interessant, meine Lieben.*

Freddie Mercury

Die Kurse am Ealing College langweilten ihn bald, es mangelte an Disziplin und Fleiß. Zu dieser Zeit ging er oft aus und blieb dann die ganze Nacht weg, was meines Erachtens völlig normal ist. Dennoch gab es viel Streitigkeiten mit seiner Mutter, die nichts anderes als einen Abschluss für ihn herbeisehnte. Das Verhältnis zu seiner sechs Jahre jüngeren Schwester war sehr gut, er half ihr bei den Hausaufgaben, sie stand ihm für seine Grafikarbeiten Modell

Des Weiteren war er sehr eitel, konnte stundenlang vor dem Spiegel verbringen, bis er sein Haar in Form gebracht hatte.
Während seiner Studentenzeit am College verdiente er sich durch Gelegenheitsjobs zusätzliches Geld. Hier fiel er wegen seiner extravaganten Art und seiner „weibischen Hände" auf.
Auffällig war auch, dass er ständig seinen Kopf durchzusetzen versuchte. Wenn er irgendetwas wollte, dann sofort. Und in der Regel gelang ihm dies auch.

Sein absoluter Lieblingsmusiker war Jimi Hendrix. Aber ihn interessierte nicht nur der Musiker Hendrix, mindestens genauso wichtig war dieser als Showman. Seine Bühnenpräsenz, sein Outfit verschlugen ihm und seinem Publikum die Sprache. So wollte Mercury, so musste Mercury werden.
Freddie war zu dieser Zeit eher ein stiller Typ, der viel lachte, dabei sich aber wegen seines markanten Gebisses die Hand vor den Mund hielt. Immer höflich und nett

Ob ich eitel bin? Bis zu einem gewissen Grad ja. Ich habe diese Veranlagung. Wenn ich ausgehe und denke, dass ich gut aussehe, fühle ich mich gut. Das ist ein inneres Glück. [...] Wenn man einfach jemandem ein Geschenk kauft, ist das wunderbar, aber vor einem Publikum aufzutreten erfüllt mich genauso.

Freddie Mercury

Natürlich bin ich ein extravaganter Mensch, und ich genieße das Leben. Natürlich arbeite ich hart dafür und ich will

auch meinen Spaß haben. Vielleicht kommt das alles nie wieder, also will ich wenigstens ein bisschen Vergnügen.

Freddie Mercury

Langeweile und Trübsinn sind die schlimmsten Krankheiten auf der ganzen Welt, meine Lieben. Man kann aber nicht sagen, das Leben mit mir wäre langweilig. Der Exzess ist ein Teil meines Wesens, ich brauche die Gefahr und das Abenteuer. Ich bin schon oft gewarnt worden, mich von bestimmten Clubs fernzuhalten, weil sie zu gefährlich seien. Aber genau da gefällt es mir. Ich hatte noch nie Angst davor, einmal in eine verzwickte Lage zu geraten. Ich bin nicht dafür gemacht, herumzusitzen und fernzusehen. Ich liebe es, mich mit seltsamen und interessanten Leuten zu umgeben, weil ich mich dadurch lebendiger fühle. Extrem geradlinige Menschen langweilen mich zu Tode. Ich bin von Natur aus rastlos und nervös, also tauge ich nicht gerade zum Familienvater.

Freddie Mercury

Ich mache keine halben Sachen. Ich kann ganz leicht von einem Extrem ins andere wechseln. Alles andere dazwischen mag ich nicht. Grau war noch nie eine meiner Lieblingsfarben. Vielmehr verändere ich mich von einem Tag auf den anderen wie ein Chamäleon.

Freddie Mercury

Grundsätzlich bin ich ein angenehmer Typ, aber ich kann mich auch verändern und dann sehr launisch und unausstehlich werden. ... Manchmal wiederum bin ich ein Macho, ein Sexsymbol. Dann bin ich sehr arrogant und niemand kommt an mich heran.

Freddie Mercury

Genau analysiert und von seinen Zitaten unterlegt, erkennen wir bei dem Studenten schon sehr viele seiner späteren Merkmale.

Wir haben viele Gegensatzpaare in seiner Persönlichkeit. Still – Rastlos, Angenehm – Launisch, Ruhig – Nervös, im Privatleben eher zurückgezogen – als Musiker exzessiv.

Seine Zuschreibung als Chamäleon passt hier sehr gut. Ein Luftwesen, das die Baumkronen bewohnt, flüchtig, indem es zu verschwinden scheint und mit der Umgebung verschmilzt, als es selbst nahezu unsichtbar – ganz ähnlich wie das Mittel Mercurius. Man denke auch an den Farbwechsel des Chamäleons und die Farbigkeit mancher Quecksilberverbindungen. Auch die Cauda pavonis, der bunte Pfauenschwanz, wird manchmal mit dem alchimischen Mercurius in Verbindung gebracht.

Lange dauerte es nicht mehr, bis er seinen Nachnamen Bulsara zu Mercury änderte. Ich finde es schon sehr spannend, dass er ausgerechnet Mercury wählte, ein Metall, welches flüchtig ist und bei Raumtemperatur in flüssigem Zustand vorliegt: Diese Flüchtigkeit finden wir symbolisch im Bild des Servus fugitivus (flüchtender Diener) bzw. Cervus fugitivus (flüchtender Hirsch)

Anfang 1969 brachte Tim Staffell, Leadsänger der Band „Smile" (immerhin Vorband von Pink Floyd oder T.Rex), bei der auch der spätere Queengitarrist Brian May und der Drummer Roger Taylor spielten, seinen Freund und Mitstudenten Freddie Bulsara mit zur Smile-Probe. Freddie fühlte sich unter den erfahrenen Bandmusikern gleich sehr wohl und bestärkt in der Absicht, eine Musikerlaufbahn zu beschreiten. Freddie gab Kommentare zur Qualität der Auftritte und machte Verbesserungsvorschläge, drängte sich als Leadsänger aber nicht auf, oder versuchte gar seinen Freund Tim Staffell zu verdrängen

> *Er schaffte es, uns seine Vorschläge so schmackhaft zu machen, dass wir sie nicht ablehnen konnten. Bis dahin hatte er bei uns noch nicht gesungen, und wir wussten auch nicht, dass er das konnte. Wie hielten ihn einfach für einen Rockmusiker mit dem Hang zur großen Geste.*

> Brian May

Brian May und der spätere Queen-Drummer Roger Taylor waren eingenommen von Freddies Look, seinem trockenen Humor und messerscharfem Verstand.

Taylor und Mercury entwickelten sich gemeinsam zu weltgewandten und gewieften Geschäftemachern (auch das passt symbolisch zu Mercurius). Hier fühle ich mich doch sehr an Steve Jobs erinnert, dessen Qualitäten ja eigentlich mehr in der äußeren Darstellung lagen, als im Programmieren (und dessen Haupt-Arzneimittel sehr wahrscheinlich Mercurius war).

> *Die hatten richtig ihren Spaß daran, sich so auffällig wie möglich zu geben. Freddie entwickelte damals seine tuntenhafte Seite – für ihn eine amüsante Facette seiner Persönlichkeit. Zu keiner Zeit hieß es aber, er sei schwul. Sexualität stand nie im Vordergrund.*
>
> Tim Staffel

Als Tim Staff ll 1969 die Band Smile verließ, standen die Tore für Freddie Bulsara als neuer Leadsänger weit offen

> *Ich fragte Brian und Roger: „Warum verschwendet ihr eure Zeit damit? Ihr solltet originelleres Material spielen. Ihr solltet die Musik viel überzeugender rüberbringen. Wenn ich euer Sänger wäre, dann würde ich dafür sorgen".*
>
> Freddie Mercury

> *Er legte schon damals eine genauso intensive Show hin wie auf dem Höhepunkt seiner Karriere. Er war längst ein Star, bevor er ein Star wurde, wenn Sie wissen, was ich meine. Er stolzierte über die Bühne wie ein prächtiger Pfau.*
>
> Ken Testi

Das ist das große, im Vergleich mit dem musikalischen vielleicht noch bedeutendere Talent zum Showbusiness, zum „Great Pretender".

Ich muss jeden Tag irgendetwas machen. Ich will meinen Lebensunterhalt verdienen. Ich kann nicht lange stillsitzen und wenn man weiß, dass man konstante Unterhaltung braucht, sorgt man dafür, dass man sie bekommt. Vielleicht bin ich ja einfach nur gierig, aber ich bin eben ein Entertainer, es liegt mir im Blut. Ich bin ein Mime, also gebt mir eine Bühne.

Freddie Mercur

Eine erneute Repertorisation des Studenten Freddy Mercury:

1	Gemüt - Extravaganz, Maßlosigkeit	32
2	Gemüt - Exzentrizität, Überspanntheit	67
3	Gemüt - lustig, fröhlich	162
4	Gemüt - Eitelkeit	19
5	Gemüt - hochmütig, arrogant	136
6	Gemüt - Angeber	21
7	Gemüt - verschwenderisch	33
8	Gemüt - ordentlich	17
9	Gemüt - abenteuerlustig	5
10	Gemüt - mutig	53
11	Gemüt - Veränderungen - Verlangen nach	23
12	Gemüt - Ruhelosigkeit	699
13	Gemüt - Erregung - nervös	174
14	Gemüt - Stimmung, Laune - veränderlich	235
15	Gemüt - Launenhaftigkeit, launisch	153
16	Gemüt - spontan, impulsiv	59
17	Gemüt - hitzig, feurig	36
18	Gemüt - eigensinnig, starrköpfig, Dickköpfi	158
19	Gemüt - spaßen	95
20	Gemüt - Amüsement, Vergnügen - Verlangen nach	50
21	Gemüt - weibisch	7

	puls.	lach.	sulph.	merc.	bell.	plat.	verat.	nux-v.	stram.	carc.
	17/31	16/28	16/26	16/24	15/29	15/25	15/20	14/22	14/22	13/15
1		1		1	2	1	1		1	
2	1	3	1		2	1	1	1	1	
3	1	3	1	1	2	2	2		2	
4	2		1	2	2	1	1	1		1
5	2	2	3	1	1	4	3	1	2	1
6	1	1	3	1	1	1	2	1	1	
7	1	2	1	3	2	1	1	2	1	
8			1							1
9										1
10	2	1	1	1	2	1	1	1		1
11	1			1						1
12	3	2	3	3	3	2	1	2	3	1
13	3	3	2	1	2		2	3	2	
14	3	1	1	2	2	2	1	1	2	2
15	2	1	2	2	2	3	1	2	1	1
16	3	1	1	1				1		1
17		2	1	2		2		2	2	2
18	1	1	2	1	3	1	1	3	1	1
19	1	2		1	1	1	1	1	2	
20	1	2	2		2		1		1	1
21	3					2				

Dass in dieser Repertorisation Pulsatilla an erster Stelle erscheint, hat mich durchaus verwundert. Vielleicht zeigt sich hier die weibliche Seite Mercurys, wobei ich nicht sagen möchte, dass Pulsatilla ein rein weibliches Arzneimittel ist. Aufgrund der Symptome findet es sich allerdings häufiger bei Frauen als bei Männern. Wenn ich die letzte Rubrik „Gemüt-Weibisch" weglassen würde, weil der Begriff verletzend ist, würde Pulsatilla von Platz eins verschwinden. Gegen das Weglassen spricht, dass wir bei der Repertorisation natürlich auf die Sprache des Repertoriums angewiesen sind.

Lachesis an zweiter Stelle scheint mir absolut schlüssig. Es fehlt ohnehin bei keinem der Bühnenkünstler.

Unter den ersten Mitteln finden sich eigentlich nur tuberkulinische und syphilinische Arzneien, ausgenommen Carcinosinum und Pulsatilla. Letzteres hat aber zumindest eine tuberkulinische Seite. Verglichen mit der Repertorisation des Kindes erscheint Mercurius erneut unter den ersten fünf Mitteln, Carcinosinum unter den ersten zehn. Es hat also eine klare Entwicklung stattgefunden. Zwar ist eine gewisse Sehnsucht nach dem Umsorgt- und Abhängigsein der frühen Zeit mit Carcinosinum und Pulsatilla noch vorhanden. Die Hauptsache spielt sich aber zwischen Tuberkulinie und Syphilinie statt.

Über einige kleine Umwege kam es 1970 dann endlich zur Vereinigung der Musiker Brian May, Roger Taylor und Freddie Bulsara, wie er sich zu diesem Zeitpunkt noch nannte. Hinzu kam später noch John Deacon als Bassist. Der Vorschlag, der neuen Band den Namen „Queen" zu geben, kam von Freddie. Zunächst konnten May und Taylor dem Vorschlag nur schwer zustimmen, ließen sich aber von Freddie überzeugen. Für Mercury wichtig war wohl einerseits das Pompöse, Glamourhafte der Königin, andererseits aber auch die Herrschaft über ihr Volk (also seine Zuhörer*innen und Zuschauer*innen). Und dann war da noch das Thema der Androgynität, sein Hang zum exzessiv Weiblich-Männlichen. Erneut zeigt sich im Begriff der Androgynität ein polares Gegensatzpaar. Und der Androgyn hat wiederum viel mit dem Gott Hermes/Merkur zu tun.

Der Bandname „Queen", wird verkörpert durch vier Männer. Es sollte kein Bandname „King" werden, weil sich Mercury nicht mit einem „King", sondern lieber mit einer „Queen" vergleichen wollte.

Außerdem wurde 1970 Großbritannien von einer Queen regiert. Sie ist das Oberhaupt des britischen Volkes, Queen soll das Oberhaupt des britischen Rock werden. Also sieht sich Mercury zum Größten berufen und das hat schon irgend etwas von Hybris oder Göttlichkeit.
Kurz nachdem sich die Band auf den neuen Namen „Queen" geeinigt hatte, änderte Farrokh Bomi Bulsara seinen Namen in Freddie Mercury.

Die Wahl des Namens Mercury fand sicher ganz bewusst statt. Der seit Kindheit sehr an Märchen und Sagen interessierte Farrokh kannte die Figur des Merkurs aus der römischen und der des Hermes aus der griechischen Mythologie sehr gut.
Den Gott mit den Flügelschuhen und dem von Schlangen umwobenen Stab wollte er verkörpern, darstellen und das gelang ihm letztendlich recht gut.

In dem Lied *My fairy King* von 1970 gibt es am Ende die Liedzeile:

> *Mother mercury, look what they've done to me,*
> *I cannot run, I cannot hide.*

Wichtig ist an der Namensänderung, dass er seinen alten Namen komplett abgab, und den Namen eines Gottes, und zwar eines ganz besonderen, nämlich den des Götterboten annahm. Dass er komplett zu Hermes transformierte, wurde allerdings durch den irdischen Vornamen Freddie verhindert.
Aber auch der Vorname Freddie lässt von Größerem ahnen, denken wir dabei nur an die bedeutenden Kaiser Friedrich den Ersten, genannt Barbarossa, und Friedrich den Zweiten, oder an den Preußenkönig Friedrich den Großen.

Homöopathisch denke ich bei der Namenswahl Freddie Mercury an Mittel wie Veratrum album und Stramonium und die Rubriken *„Wahnidee – er sei göttlich, „...übermenschlich" oder ...„eine hochgestellte Persönlichkeit"*. Man könnte auch an „...*übermenschlich*" oder an die Rubrik *„...große Taten, Großartiges vollbringen*" denken.

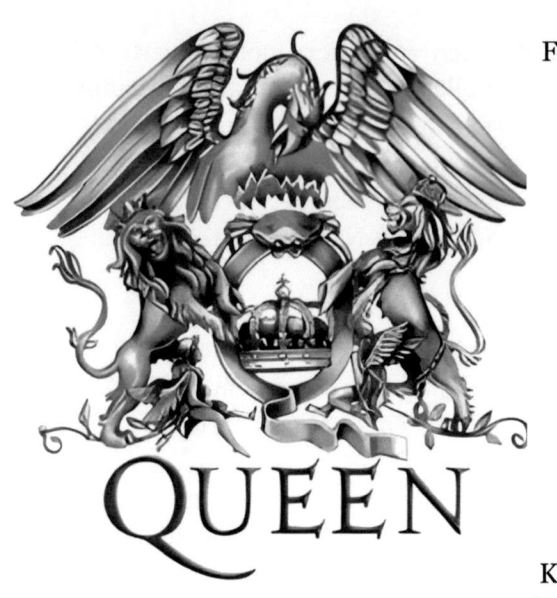

Freddies Vorliebe für Mythologie und Symbolik drückt sich neben Titelnamen wie „My fairy King" oder „Seven Seas of Rhye" auch in dem Design des Queen-Logos aus: Ein Phoenix mit ausgebreiteten Schwingen, das Symbol für Unsterblichkeit, verbunden mit den Sternzeichen der Bandmitglieder: zwei Löwen für Taylor und Deacon, einen Krebs für May und zwei Feen für die Doppelnatur Mercury.

Mary

Alle meine Liebhaber haben mich gefragt, warum sie Mary nicht ersetzen konnten, aber das war einfach unmöglich. Sie war meine Lebensgefährtin, wir waren so gut wie verheiratet, wenn auch ohne Trauschein. Wir haben einander geglaubt, und das war da Wichtigste…. Ich könnte mich nie in einen Mann verlieben, wie ich mich in Mary verliebt habe.

Ich betrachte Mary als meine Lebensgefährtin.

Mary ist meine Ehefrau ohne Trauschein.

Ehrlich gesagt, kann ich nur einen einzigen Menschen nennen, der mir wirklich wichtig ist, dem ich mich öffnen kann und mit dem ich wirklich glücklich bin.
Abgesehen von Mary habe ich keine wahren Freunde.
Ich habe eine sehr starke Beziehung zu Mary aufgebaut und

sie scheint immer noch stärker zu werden. Wenn ich als Erster gehen muss, werde ich ihr alles hinterlassen. Niemand sonst bekommt auch nur einen Penny – außer meinen Katzen.

Es hat bisher nur zwei Individuen gegeben, die mir ebenso viel Liebe gegeben haben wie ich ihnen: Mary, mit der ich eine lange Beziehung hatte und unsere Katze Jerry.

Ich mag alle nur erdenklichen Probleme haben, aber ich habe Mary und das hält mich am Leben. ... Ich werde sie bis zu meinem letzten Atemzug lieben. Wir werden wahrscheinlich miteinander alt werden.

Alle Zitate von Freddy Mercury

Freddie Mercury lernte Mary Austin, geb. 1951, in der zweiten Jahreshälfte 1970 kennen.

Mary hatte eine schwere Kindheit gehabt. Sie wuchs in einem eher ärmlichen Haushalt mit taubstummen Eltern auf. Mit 19 Jahren begann sie einen Job bei BIBA in Kensington, einem Modehaus der Designerin Barbara Hulanicki.

Viele Berühmtheiten aus der Musik-und Filmbranche besuchten dieses Modehaus, unter anderen auch Brian May und Freddie Mercury. Zunächst versuchte May bei der hübschen Frau zu „landen", was aber nicht gelang.

Bei Freddie war das anders. Bei ihm verspürte sie eine tiefe Seelenverbundenheit, sie wurden ein letztendlich unzertrennliches Paar.

Gemeinsam war beiden, dass sie sich der Welt ihrer Eltern entfremdet fühlten. Beide waren Persönlichkeiten, die wenig nach außen von sich preisgaben. Beide waren sehr sensibel und tiefgründig.

Ich bin ein Mann der Extreme. Ich habe eine weiche und eine harte Seite, dazwischen gibt es nicht viel.

Freddie Mercury

Und genau diese weiche Seite war die Verbindung in der Beziehung zu Mary. Ihr gegenüber konnte er vertrauen, bei ihr fand er die Geborgenheit, die er sonst bei niemandem mehr fand, auch nicht bei seinen Eltern. Ihr konnte er fast alles anvertrauen, eigentlich alles, nur seine sexuellen Neigungen hat er lange verschwiegen, möglicherweise, weil er sich darüber selbst nicht im klaren war.

In gewisser Weise wurde Mary, obwohl fünf Jahre jünger, zu einer Art Mutterfigur für ihn

> *Zweifellos war Mary eine Mutterfigur. Mehr noch, sie war sogar die idealisierte Mutterfigur: Für ihn repräsentierte sie, wie eine Frau zu sein hatte. Freddie war sexuell äußerst aktiv und nahm es oft nicht sehr genau, mit wem er Sex hatte. Er konnte liebevollen, zärtlichen Sex mit ihr haben, aber genauso gut konnte er losgehen und heimliche und ungezügelte Treffen irgendwo anders haben. Diese Beziehungen waren natürlich flüchtig und kurzlebig. Aber zu ihr kehrte er immer wieder zurück. Und natürlich wartete sie auf ihn – sie sparte sich für ihren Mann auf.*

Cosmo Hallström, Londoner Psychotherapeut

In diesem Zitat lesen wir erneut von den zwei Seiten Mercurys, der weichen und der harten Seite. Vielleicht finden wir die weiche Seite in der Carcinosinie mit dem Mittel Carcinosinum, die harte Seite allerdings in der Tuberkulinie oder später auch Syphilinie mit den bekannten tuberkulinischen Mitteln, sowie Lachesis und Mercurius als Vertretern der Syphilinie.

Mary jedenfalls blieb für ihn den Rest seines Lebens der Fels in jeder Brandung, sie blieben auch nach der Trennung 1976 verbunden. Mary war sein Lebensmensch, keiner seiner späteren Partner, egal ob männlich, oder weiblich, konnte da auch nur annäherungsweise herankommen. Hier eine Repertorisation dieser weichen Seite:

1	Gemüt - zurückhaltend, reserviert	135
2	Gemüt - geheimnistuerisch, verschlossen	45
3	Gemüt - ehrlich	13
4	Gemüt - Ehrfurcht, Bewunderung	17
5	Gemüt - liebevoll, voller Zuneigung, herzlich	89
6	Gemüt - Milde	121
7	Gemüt - liebkost zu werden; Liebkosungen - Verlangen, liebkost, gestreichelt zu werden	15

	puls.	phos.	staph.	calc.	podo.	sep.	bell.	lyc.	nux-v.
	5/10	5/9	5/9	5/8	5/8	5/8	5/7	5/7	5/7
1	2	3	2	2		1	1	1	1
2		1	1		2	2	1	2	1
3			3	1		2			1
4	1				2		1	1	
5	3	2	2	2	1	1	3	1	2
6	3	2	1	2	1	2	1	2	2
7	1	1		1	2				

Wieder findet sich an erster Stelle Pulsatilla, wie in der Repertorisation des Studenten. Aber genau das charakterisiert möglicherweise Mercurys nicht immer und für alle spürbare sanfte Natur. Man könnte auch darüber nachdenken, ob Pulsatilla nicht auch ein wichtiges Mittel für Mary hätte gewesen sein können. Dann hätten sich in der Tat verwandte Seelen getroffen. Pulsatilla, Phosphorus und in gewisser Weise auch Staphysagria finden sich auch in der Figur des Schauspielers, des Entertainers, des „Pretenders" wieder.

Eine Repertorisation der harten Seite erfolgt später. Über seine private Seite ist zu Lebzeiten wesentlich weniger nach außen gedrungen als von seiner harten Seite. Sein Privatleben war ihm heilig, er hasste private Interviews und gab in diesen nur Anteile seiner Persönlichkeit preis.

Die intime Beziehung zu Mary Austin endete etwa 1975 mit der Beichte seiner sexuellen Ausrichtung, in der er äußerte, dass er glaube, er sei bisexuell, worauf Mary ihm entgegnete, dass er nicht bi-, sondern homosexuell sei.
Sicherlich war er nicht ausschließlich homosexuell, hatte er nach Mary doch immer wieder Beziehungen, auch sexuell, zu Frauen gehabt. Offensichtlich verspürte er wesentlich mehr Geborgenheit in den Beziehungen zu Frauen, die Beziehungen zu Männern waren sehr stark rein sexueller Natur, vielleicht die letzte Beziehung zu Jim Hutton ausgenommen, in der er schon wegen seiner Erkrankung keinen Sex mehr haben wollte.

Seine sexuelle Natur war jedenfalls äußerst extrem, zeitweise muss er pro Nacht 10 männliche Partner gehabt haben, teilweise hat er auch mit Männern und Frauen geschlafen, teilweise, so wird behauptet, hat es sogar Sex mit Tieren gegeben.

Ich lebe mein Leben in vollen Zügen. Mein Sexualtrieb ist enorm. Ich schlafe mit Männern, Frauen, Katzen – was immer Sie wollen. Ich gehe mit allem und jedem ins Bett! Mein Bett ist so riesig, dass bequem sechs Leute darin Platz haben. Ich ziehe es vor, Sex ohne jegliche Bindungen zu praktizieren und zeitweise habe ich extrem viel wechselnde Geschlechtspartner. Ich war einfach eine alte Schlampe, die jeden Morgen aufstand, sich am Kopf kratzte und überlegte, wen sie denn heute ficken wollte. Ich lebte nur für den Sex.

Freddie Mercury

Wenn ich jemanden attraktiv finde, versuche ich zunächst,

das zu verbergen, aber in der Liebe habe ich mich einfach nicht unter Kontrolle. Ich spiele völlig verrückt. Ich verliebe mich viel zu schnell und falle jedes Mal wieder auf die Nase. Vielleicht ziehe ich einfach nur die falschen Leute an? Ich bin mit Narben übersät. Ich kann aber nichts dagegen tun, weil ich im Grunde meines Herzens ein Softie bin.

Freddie Mercury

Mag sein, dass ich äußerlich hart wirke, aber ich habe einen weichen Kern. Ich habe diese harte Schale des Machos, den ich auf der Bühne gebe, aber es gibt auch eine sehr viel weichere Seite, die wie Butter dahinschmilzt. Ich bin ein echter Romantiker, wie Rodolfo Valentino...

Freddie Mercury

In den beiden letzten Zitaten spricht er selbst von seinen beiden Seiten, seiner carcinosinischen Pulsatilla-Seite und seiner Machoseite, die es noch zu repertorisieren gilt.

Seine Sexualität kann offen ichtlich mit dem Wort „sexbesessen" charakterisiert werden, und muss, wenn man den Biografien und sonstigen Zitaten glaubt, äußerst lasziv, wenn nicht gar pervers gewesen sein. Und es geht hier nicht nur um homosexuelle Sexbesessenheit. Es wurden in den Queen-after-Show-Partys Orgien heftigster Art gefeiert. Dort fanden heterosexuelle und homosexuelle Taten parallel statt, sexuelle Zügellosigkeit aller Varianten konnte erlebt werden, die Toiletten und Waschräume waren komplett durch sexuelle Handlungen verschiedener Paare blockiert.

Ja, ich bin schwul. Ich habe das alles gemacht. Ich bin so schwul wie ein rosa Heckenröschen, meine Süßen. Aber ich könnte mich nie in einen Mann verlieben, wie ich mich in ein Mädchen verlieben könnte.

Freddie Mercury

Der Versuch einer homöopathischen Repertorisation könnte folgendermaßen aussehen:

1	Männliche Genitalien - sexuelles Verlangen - vermehrt	297
2	Gemüt - Liebe - Perversion; sexuelle	28
3	Männliche Genitalien - sexuelles Verlangen - exzessiv	63
4	Gemüt - Satyriasis	51
5	Männliche Genitalien - sexuelles Verlangen - heftig	77
6	Gemüt - lasziv, lüstern	116
7	Gemüt - Phantasien - lasziv	54
8	Gemüt - unzüchtig, obszön	41
9	Gemüt - Zügellosigkeit, sexuelle Ausschweifung	49
10	Gemüt - Homosexualität	24
11	Männliche Genitalien - Sodomie	1

	plat.	orig.	canth.	tub.	hyos.	staph.	stram.	nat-m.	nux-v.	merc.
	11/24	10/15	9/22	9/17	9/16	9/16	9/15	9/14	9/14	9/12
1	3	2	3	3	2	3	2	2	3	2
2	1	1	2	1	2	1	1		1	1
3	2	2	3	2	2	3	3	2	3	3
4	2	1	3	1	1	1	2	1	1	1
5	3	1	3	3	2	1	2	3	1	1
6	3	3	2	2	3	3	2	1	1	1
7	1	2	2			1	1	2	1	

	plat.	orig.	canth.	tub.	hyos.	staph.	stram.	nat-m.	nux-v.	merc.
	11/24	10/15	9/22	9/17	9/16	9/16	9/15	9/14	9/14	9/12
8	2	1	2	1	2	1	1	1	1	1
9	2	1	2	3	1	2	1	1	2	1
10	3	1		1	1			1		1
11	2									

Mit Satyriasis ist hier die männliche Sexsucht, das Gegenstück zur weiblichen Nymphomanie gemeint.

Ich habe bewusst die drei Rubriken „*Sexuelles Verlangen – vermehrt*", „*...heftig*" und „*...exzessiv*" benutzt, orientiert an Zitaten, in denen teilweise von vermehrtem Sextrieb, bis zu exzessivem Trieb die Rede ist. Wenn ich zwei der Rubriken weglasse, ändert sich das Ergebnis nur marginal. Leider gibt es keine Rubrik zur Bisexualität, die sicherlich bei Freddie Mercury passend sein würde.

Wenig verwundernd, kommen Platinum und Origanum am Anfang. Es folgen die tuberkulinischen Mittel Tuberculinum, Cantharis sowie die beiden Nachtschatten Hyoscyamos und Stramonium. Auch Natrium muriaticum und Nux vomica sehe ich als tuberkulinisch an. Mercurius folgt auf der 10. Position.

Ich denke, dass es sich hierbei nur um einen Überblick zu Freddies spezieller sexueller Persönlichkeit handelt. Eindeutig ist, dass er sich in der Tuberkulinie befinde . Und die wird relativ lange anhalten (ungefähr 10 bis 11 Jahre).

Die intime Beziehung zu Mary Austin beruhte wahrscheinlich auf wirklicher Liebe. Das Sexuelle war nicht annähernd so wichtig wie die emotionale und spirituelle Erfahrung. Sie war sein Faktotum (so nannte sie sich selbst) und er nannte sie liebevoll Old Faithful (seine alte Getreue). Mary erzählte, dass Mercury an Verfolgungswahn seit seiner Kindheit gelitten habe, der ständigen Angst, andere könnten sich hinter seinem Rücken über ihn lustig machen.

Ehrlich gesagt hielten viele Freddie damals für einen ziemlichen Trottel. Selbst für die Glam-Zeit war er völlig over the top. Diese ganzen wallenden Gewänder. In dieser Zeit hielt ich ihn nicht gerade für den wichtigsten Mann bei Queen. Die Band war eher eine Einheit.

Peter Hince, Biograf

Möglicherweise war dies Angst auch Ursache für seine unerklärlichen, oft grundlosen Wutausbrüche. Hier zeigte er seine raue, unangenehme Seite und wurde sehr verletzend.

Laut Mary konnte Freddie sehr pingelig, fast zwanghaft sein. Wenn z.B. die Blumenvasen nicht genau am rechten Platz standen, warf er sie angeekelt in den Garten. Bei der Repertorisation dieser Symptome denke ich an Lachesis, Nux vomica oder auch an Medorrhinum. Auch in der Rubrik „*Gemüt-Exentrizität, Überspanntheit*" fi den sich Nux vomica und Lachesis im vierten Grad.

Is this the real life, is this just fantasy ... heißt es in "Bohemian Rhapsody". Wurde das „real life" mit dem Ende der Beziehung zu Mary aufgegeben?

Mary war nie eine von den Jungs wie so viele andere Frauen in Freddies Leben. Sie hatte nicht dieses herrliche, überschäumende Selbstvertrauen einer Barbara Valentin, einer Anita Dobson oder Diana Mosley.... Alles wunderbar talentierte, starke Frauen, die sich von Freddie Extrovertiertheit kein bisschen einschüchtern ließen.

David Evans, Freund und Vertrauter von Freddy Mercury

Mary war die Heilige in Freddies Leben, eben eine ideale Mutterfigur und sie hielt bis an sein Lebensende zu ihm, sie war der Fels in der Brandung, war die „Mother Love", wie es in einem späten Lied heißt. Sie war die „Love of my life", wie es in einem anderen, bekannteren Song zu hören ist.

Obwohl er seine leibliche Mutter Jer sein ganzes Leben lieben wird, löst er sich doch Mitte der 70er Jahre von seinen Eltern.

> *Mother, just killed a man, put a gun against his head, pulled my trigger and now he's dead.*
>
> Bohemian Rhapsody

Hier verabschiedet er sein früheres Ich, zu dem seine Familie und auch Mary gehören. Er erschießt sein altes Ich und gesteht damit verschlüsselt seine Homosexualität. Gestanden hat er diese jedoch nur Mary, seinen Eltern gegenüber hat er wegen des zoroastrischen Glaubens und der Angst vor Vergeltung immer Stillschweigen bewahrt.

The Great Pretender

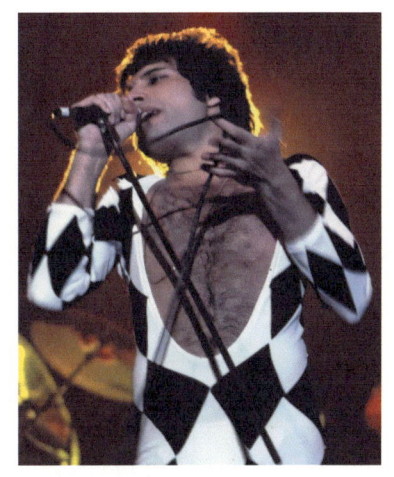

Ich frage mich oft, was meine Mutter wohl denkt, wenn sie extreme Bilder von mir auf der Bühne sieht, mit all dem Make-up und den Kostümen. Aber wie mein Vater stellt auch sie keine Fragen.

Ich ziehe mich scharf an, aber geschmackvoll und meine Kleider machen mir auf der Bühne Spaß. Was sie sehen, ist nicht nur ein Konzert, es ist auch eine Modenschau. ... Ich verkleide mich ohnehin gern.

Ich liebe Leder. **Ich sehe mich gern als schwarzen Panther***.*

Ich bin ***frivol*** *und vergnüge mich gern und wie könnte man das besser tun als auf der Bühne vor dreihunderttausend Leuten? Auf der Bühne laufe ich zu Hochform auf. [...] Das Gefühl, das mir das Publikum gibt, ist besser als Sex. Ich liebe diese Erregung und will jedes Mal immer mehr davon*

– mehr, mehr, mehr. **Ich bin eine richtige Musikhure.** *Das ist meine Natur, aber mit meinem Privatleben hat das nichts zu tun. Wenn ich von der Bühne komme, brauche ich Stunden, um wieder runterzukommen und mich in mein normales Selbst zurückzuverwandeln.*

Auf der Bühne habe ich solche Macht, dass ich offenbar ein Monster erschaffen habe. *Wenn ich singe, wirke ich sehr extrovertiert, aber im Innern bin ich ein ganz anderer Mensch. Auf der Bühne bin ich ein großer Macho, ein Sexsymbol und sehr arrogant, also tun mich die Leute deshalb leicht ab.*

Die Annahme, dass ich ein Leben voller Exzesse führe, ist vollkommen überzogen. Im Großen und Ganzen führe ich ein Leben, dass sich vielleicht ein klein wenig abseits der Norm bewegt, aber ich stehe nicht die ganze Zeit unter Strom. **Ich bin extravagant, mein Energiepegel ist sehr hoch und ich erledige alles gern sehr schnell.**

Zu Hause bin ich der Jeans- und T-Shirt Typ.

Ich möchte, dass sich die Leute ihr eigenes Bild von mir und meinem Image machen. Ich will nicht sagen müssen: „Seht her, so bin ich." Ein bisschen Geheimniskrämerei, die Wahrheit über jemanden nicht zu kennen, ist sehr reizvoll, und das Letzte, was ich will, ist, den Leuten einen Hinweis zu geben, wer ich wirklich bin. Deshalb spiele ich auch diese bisexuelle Karte aus- weil es eben etwas anderes ist. Es macht Spaß.
Natürlich bin ich aufbrausend, schrill, theatralisch und dramatisch...

Wenn man sie alle in dieselbe Schublade stecken würde, dann würden alle meine Songs in die Kategorie „Gefühle" fallen. Es dreht sich alles um Liebe und Gefühle. Es geht im-

mer um Stimmungen. *Die meisten Songs, die ich schreibe, sind Liebesballaden oder Sachen, die mit Traurigkeit, Leiden und Schmerz zu tun haben, gleichzeitig sind sie aber immer auch ein wenig frivol und nicht ganz bierernst gemeint. Das entspricht wohl im Großen und Ganzen meiner Natur.* **Ich bin ein wahrer Romantiker.**

Meine Songs sind so etwas wie kommerzielle Liebeslieder, und ich möchte mein emotionales Talent lieber darauf verwenden. Ich will nicht die Welt verändern oder über den Frieden reden, weil ich eben nicht so drauf bin. Politik ist überhaupt nicht mein Ding. Ich würde ein Land ruinieren. Stellen sie sich das bloß einmal vor – ich würde all meine Reden singen!

Ehrlich gesagt, würde ich mich niemals auf eine Stufe mit John Lennon stellen wollen, weil er meiner Meinung nach der Größte war. Es geht nicht darum, dass ich weniger Talent hätte, aber es ist nur einmal so, dass bestimmte Leute manche Dinge besser beherrschen als alle anderen, und ich glaube, dass ich nicht in derselben Weise begabt bin, wie John Lennon es war.

Talent zu besitzen ist gut und schön, aber es auch richtig anzuwenden und es an die Massen zu verfüttern ist eine ganz andere Sache. Das geht Hand in Hand. Man nennt das, glaube ich, „aggressive Verkaufstaktik". Man muss seinen Arsch verkaufen. Man muss da rausgehen und ihnen alles in den Rachen stopfen und sagen: „Hier bin ich! Ich bin kreativ! Ich bin wunderbar! Hier, fresst es!" Das muss man tun.

Ich glaube, „The Great Pretender" ist ein großartiger Titel für das, was ich tue, weil ich dieser großer Schaumschläger wirklich bin.

Alle Zitate von F. Mercury, Hervorhebungen vom Autor

Das letzte Zitat unterstreicht die vorherigen Äußerungen Mercurys. Er war der geborene Entertainer, ein Showman par excellence, ein Mensch der Bühne, auch wenn er teilweise unter Lampenfieber litt. Auf der Bühne vor Tausenden von Menschen fühlte er sich wohl.

Aber dieser Pretender war er überwiegend im Berufsleben, im Privatleben war er eher zurückgezogen und häuslich. Aber selbst dort gab es frivole Hauspartys und exzessive Orgien.

Den ruhigen, rückgezogenen Mercury haben wohl nur seine engsten Vertrauten wie z.B. Mary Austin, oder später sein Partner Jim Hutton erlebt.

Bis Mitte der achtziger Jahre erleben wir einen nach außen energiegeladenen, frivolen Freddie Mercury, der es als Frontmann der Band Queen absolut überzeugend versteht, seine Zuhörer zu magnetisieren. Jedes Queen-Konzert war schon im Vorverkauf innerhalb kürzester Zeit ausverkauft.

Die Band legte immer neue und aufwändigere Bühnenpräsentationen hin. That's showbusiness!

Wenn ich versuche, die Zeit des „großen Pretenders" zu repertorisieren, könnte folgendes Ergebnis dabei herauskommen:

1	Gemüt - frivol	21
2	Gemüt - Angeber	21
3	Gemüt - hochmütig, arrogant	136
4	Gemüt - Amüsement, Vergnügen - Verlangen nach	50
5	Gemüt - Ruhelosigkeit	699
6	Gemüt - Ungeduld	250
7	Gemüt - Hast, Eile	243
8	Gemüt - spontan, impulsiv	59
9	Gemüt - Aktivität - Verlangen nach - Kreativer Aktivität, kreativer Schaffensdrang	60
10	Gemüt - albernes Benehmen	93
11	Gemüt - Eitelkeit	19
12	Gemüt - Gesellschaft - Verlangen nach	189

13	Gemüt - Sinnlichkeit	24
14	Gemüt - Extravaganz, Maßlosigkeit	32
15	Gemüt - gefallsüchtig, kokett - sehr, zu	16
16	Gemüt - sentimental, schwärmerisch, rührselig	90
17	Gemüt - Erregung - Verlangen nach	9
18	Gemüt - energiegeladen; fühlt sich	14

	lach.	sulph.	lyc.	puls.	verat.	merc.	bell.	nux-v.	phos.
	16/25	15/30	13/25	13/24	13/19	12/21	12/19	12/18	11/21
1	1	1		2		3	1		
2	1	3	2	1	2	1	1	1	
3	2	3	4	2	3	1	1	1	1
4	2	2	1	1	1		2		2
5	2	3	3	3	1	3	3	2	1
6	2	3	2	2	1	1	1	3	
7	2	3	1	2	1	3	2	2	1
8	1	1		3		1		1	1
9	2	2	1						2
10	1	3	2		2	2	2	1	2
11		1	1	2	1	2	2	1	
12	1	1	3	2	1	1	1	2	4
13	2	1	3		1	2			2
14	1				1	1	2		
15	1	1	1	1	3		1	1	3
16	1	2	1	2				2	2
17				1					
18	3				1			1	

Dass in dieser Repertorisation Lachesis ganz vorn zu finden ist, verwundert überhaupt nicht. Lachesis mit seiner Spaltung, seiner Doppelnatur passt sehr gut zu Freddie Mercury, wie auch die Ruhelosigkeit und Getriebenheit, das ständig hohe Energieniveau.

Ansonsten finden sich in dieser Teilrepertorisation alte Bekannte früherer Repertorisationen, wie Sulphur, Pulsatilla, Veratrum album, Mercurius und Nux vomica.

Und natürlich passt auch Phosphorus zum „Great Pretender".

Zusammenfassung bis zu dieser Stelle:

Die weiche Seite von Mercury zeigt Mittel wie Pulsatilla, Phosphorus oder auch Staphisagria, bezüglich der harten Seite denke ich an Mittel wie Lachesis, Mercurius, Veratrum album und die Nachtschatten, vielleicht noch Nux vomica.

Und Sulphur findet sich wie erwartet auf beiden Seiten. Interessant ist für mich, dass Pulsatilla nahezu in jeder Repertorisation unter den ersten zehn Mitteln erscheint, ein Mittel, das ich während des Lesens der Biografie überhaupt nicht im Sinn hatte. Pulsatilla und Lachesis finden sich etwa zu gleichen Teilen in den Gemütsrubriken von „Synthesis" (ca.1300 Rubriken), Sulphur hat 1500 Rubriken, Mercurius „nur" 950.

Die Persönlichkeit Freddie Mercurys war durch die weiche und harte Seite charakterisiert. Bei der Mittelwahl und Analyse seiner Persönlichkeit ist es nun natürlich wichtig, wie man diese beiden Seiten gewichtet.

Miasmatisch würde ich sagen, dass das Mittel am ehesten in der Tuberkulinie zu finden sein sollte

Queen zwischen 1975 und 1980

Nachdem Freddie Mercury 1976 die Beziehung zu Mary Austin beendet hatte, begann diese „wilde Zeit", die erst Mitte der achtziger Jahre beendet werden musste, aufgrund von AIDS.

Mit der Veröffentlichung von „Bohemian Rhapsody" 1975 begann der Weltruhm der Gruppe Queen. Sie war die erste Band mit Konzeptvi-

deos. Die Bilder der Videos passten perfekt zur Sprache der Songs.
Auf der US-Tour zu „A Night at the Opera" installierte die Band die
berühmt-berüchtigten After-Show Partys. So wurden Prominente,
lokale Würdenträger und Partyvolk eigeladen, an diesen Feierorgien
teilzunehmen.
So beschreibt der Journalist Rick Sky eine Party nach einem Konzert
im Madison Square Garden:

Ein gutes Dutzend Oben-Ohne-Kellnerinnen füllte unablässig die Gläser aus Magnumflaschen mit Champagner. Freddie sagte: „Das Geheimnis des Glücks liege darin, das Leben bis zum Anschlag auszukosten. Exzess liegt in meiner Natur. Für mich ist Langeweile eine Krankheit. Ich brauche Gefahr und Aufregung. Ich bin nicht dafür geschaffen, zu Hause zu sitzen und Fernsehen zu schauen. Ich bin auf jeden Fall ein sehr sexueller Mensch. Ich habe früher immer gesagt, dass ich mich von jedem abschleppen lassen würde, aber mittlerweile bin ich etwas wählerischer geworden. Ich umgebe mich gerne mit seltsamen und interessanten Typen, weil ich mich dann lebendiger fühle. Normale Menschen langweilen mich zu Tode. Ich liebe ausgeflippte Leute. Von Natur aus bin ich ruhelos und übernervös, deshalb würde ich keinen guten Familienmenschen abgeben. Tief in meinem Innersten bin ich sehr emotional, ein Mann der Extreme und das wirkt sich oft zerstörerisch auf mich und meine Umgebung aus".

Obwohl Mercury Alkohol trank, rauchte und auch Kokain schnupfte,
fühlte er sich nie der Drogenszene zugehörig und wollte auch nicht
damit in Zusammenhang gebracht werden. Das Schlimmste wäre für
ihn gewesen, von anderen als drogensüchtig bezeichnet zu werden.
Das war schließlich das Problem so vieler Musikerkollegen um ihn
herum.

Freddie suchte nach dem schnellen Kick, der Veränderung, die übermäßiger Genuss von Alkohol und Kokain in ihm und

seiner Libido hervorriefen. Kokain verlieh ihm mehr Selbst-
vertrauen, gab ihm den Mut, Freddie Mercury zu sein.

Lesley-Ann Jones (Biografin

Im New York der späten Siebziger trieb er sich im „Village" rum, dem berühmten Schwulenviertel der Stadt. Seine Hauptbeschäftigungen im Alltag waren Shoppen und Ficken.

Queen waren keine Egoisten, sie waren immer darauf be-
dacht, dass alle anderen sich ebenso gut amüsierten wie
sie selbst. Sie zeigten sich unglaublich freigiebig, auch in
materieller Hinsicht. Und das machte Queen unter all den
Bands, mit denen wir herumhingen, zur besten der Welt.

Rick Sky

Plötzlich kam eine Frau auf die Bühne und legte einen
Striptease hin. Dann kam noch eine und noch eine-bis ein
Dutzend Stripperinnen auf der Bühne standen. Und dann
haben sie diese gigantische Lesbennummer vor unser al-
ler Augen abgezogen. Das war für die damalige Zeit ganz
schön gewagt, aber solche Dinge gehörten immer wieder
dazu, wenn Queen etwas zu feiern hatte: Sie standen ein-
fach auf Titten, Ärsche und dekadente Sexspiele. Daran war
nichts Schmutziges, für Queen gehörte das zum Amüsement.
Es schien, als ob sie ihrem Ruf als sexbesessene Band ab-
sichtlich kultivieren wollten, um sich mal von einer anderen
Seite zu präsentieren. Ich könnte mir auch vorstellen, dass
damit den damaligen Gerüchten, Freddie sei schwul, ein
wenig der Wind aus den Segeln genommen werden sollte.

Dennis O'Regan, Fotograf

Am 31.10. 1978 kam es bei der Veröffentlichung des neuen Albums „JAZZ" zu einer weiteren Orgie in New Orleans:

Der Ballsaal eines Hotels wurde zu einer schwülen, üppig wuchernden Sumpflandschaft umgestaltet, in der es von Zwergen und Drag Queens, Feuerspuckern, Schlammcatcherinnen, Striperinnen, Schlangen, Steel Bands, Voodoo- und Zulu-Tänzern, Huren und Groupies nur so wimmelte, von denen manche unvorstellbare und wahrscheinlich höchst illegale Handlungen an sich und anderen vornahmen - alles in bester Sichtweite der Partygäste. Ein Model wurde auf einem Tablett mit roher Leber hereingetragen, andere schlängelten sich in Käfigen, die von der Decke hingen. Dieser Irrsinn bescherte Queen weltweite Schlagzeilen und bestätigte einmal mehr ihren Ruf als verdorbenste Partyhengste des Rockgeschäfts.

Lesley-Ann Jones

Im prüden Amerika der späten70er Jahre gab es diesbezüglich immer mehr Kritik. Wegen des beigelegten Posters mit nackten Radfahrerinnen der LP „JAZZ", kam die Platte in mehreren Bundesstaaten auf den Index.

München

Ich mag München. Ich war so lange dort, dass ich den Leuten überhaupt nicht mehr aufgefallen bin. Ich habe eine Menge Freunde dort, die wissen, wer ich bin, aber sie behandeln mich wie jeden anderen Menschen auch und haben mich so akzeptiert, wie ich nun mal bin. Und das ist für mich sehr entspannend. Ich möchte mir nicht auf die Zunge beißen müssen und mich verstecken müssen. Das will ich nicht. Ich würde durchdrehen. Ich würde verrückt werden ... noch schneller als ohnehin schon.

Freddie Mercury

Der Hauptgrund für Mercury war die lebhafte Schwulenszene im sogenannten Bermuda-Dreieck, vergleichbar dem Castro District in San

Francisco oder dem Greenwich Village in New York. In Deutschland war es letztendlich aber wesentlich entspannter als in USA.

Freddie hatte Spaß daran, sich mit unterschiedlichen Menschen zu umgeben. Nach ausschließlich schwuler Gesellschaft stand ihm nie der Sinn. Er war ein eher zurückhaltender Mensch und passte sich seiner Umgebung an. Er hat dir seine Homosexualität nie unter die Nase gerieben. Er hat nie eine Szene gemacht und verhielt sich in gemischter Gesellschaft immer tadellos.

Reinhold Mack, Produzent

München hatte einen gewaltigen Einfluss auf unser Leben. ... Unser Lebenswandel führte dazu, dass wir erst spät am Tag und noch dazu übermüdet, anfingen zu arbeiten, und der ganze Gefühlswirrwarr erwies sich – zumindest für mich und wahrscheinlich Freddie auch – als äußerst schädlich.

Brian May

München war wegen der liberalen Schwulenszene und der exzessiven Art von Mercury wahrscheinlich die Ursache seiner späteren AIDS-Erkrankung, was aber nicht als sicher gilt. So wie in New York Ende der Siebziger hatte er in München extrem viele wechselnde Sexualpartner, männliche, aber auch weibliche.

Vielleicht höre ich bald mit dem Schwulending auf.

Freddie Mercury

Und noch einmal Reinhold Mack:

Bei ihm war nichts unmöglich. Ich glaube wirklich, dass er das Schwulsein hätte aufgeben können, weil er die Frauen liebte. Ich habe gesehen, wie er sich in Anwesenheit von

Frauen verhielt, und er war ganz bestimmt nicht der typische Homosexuelle, der mit ihnen nichts zu tun haben wollte. Ganz im Gegenteil.

Mack erzählt auch, dass Mercury ein echter Familienmensch gewesen sei und dass er Kinder besonders geliebt hätte.
Zuhause hat er diesen Wunsch wahrscheinlich durch zahlreiche Katzen kompensiert. Die Rubrik, dass jemand Katzen liebt, gibt es, mit Lachesis, Sulphur und Tuberkulinum als wichtigsten Mitteln.
Enthusiasmus, Spontaneität und eine extreme Konzentration bei der Arbeit zeichneten ihn aus. Allerdings auch Ungeduld, so konnte er eigentlich nicht länger als 90 Minuten an einer Sache arbeiten, ansonsten verlor er das Interesse.

Ich sorge für eine Menge Spannungen, deshalb ist es nicht sehr leicht, mit mir eine Beziehung zu führen. Ich bin die netteste Person, die ihr je treffen werdet, meine Lieben, aber mit mir zu leben ist schwierig. Ich glaube nicht, dass es jemand mit mir aushalten könnte und ich glaube, manchmal sehe ich alles viel zu eng. Auf eine Art bin ich sehr rechthaberisch, ich will, dass alles nach meinen Vorstellungen läuft-aber geht das nicht jedem so? Ich bin ein sehr liebevoller Mensch und sehr großzügig. Ich verlange eine Menge, aber dafür gebe ich auch viel.

Freddie Mercury

Mercury war in der Tat sehr großzügig, um nicht zu sagen, verschwenderisch. Er konnte mit Geld nur so um sich werfen. Auf Geld achtete er überhaupt nicht mehr. In jeglicher Hinsicht war er sehr freigiebig, auf Partys, Geburtstagen, mit Freunden und Freundinnen. So kaufte er seinen Freunden, wenn er es für nötig hielt, teure Flugtickets der ersten Klasse oder flog selbst nach dem Tod einer Katze nur zur Kondolenz zurück nach London. Essen, Trinken, Rauchen, Ficken, Kaufen und Schenken, alles obsessiv.
Einmal kaufte er 25 Paar Socken, 10 identische T-Shirts und 20 dazu

passende Hosen.

Zu seinem 35. Geburtstag ließ er für geschätzte 200000 Pfund Freunde mit der Concorde nach New York fliegen. Dort hatte er eine luxuriöse Suite gemietet. Allein die Kosten für den Champagner beliefen sich auf 30000 Pfund.

> *Ich trinke viel, ich rauche viel und genieße gerne guten Wein und gutes Essen. Mein ganzes Leben lang werde ich nie wieder einen Hamburger essen.*
> *Vielleicht bin ich einfach nur gierig, aber schließlich bin ich ein Entertainer.*
>
> Freddie Mercury

In dieser Aufzählung hat er natürliches einiges vergessen. Männer, Frauen und Shoppen und Kaufen. Eine obsessive Suchtpersönlichkeit.

Die Zeit in München ab 1981 war von mehreren Affären bestimmt, zu Winfried Kirchberger, Jim Hutton und Barbara Valentin. Alle Beziehungen fanden parallel statt, alle waren sexuell konnotiert.

> *Barbara Valentin faszinierte mich, weil sie so großartige Titten hatte. Mit Barbara habe ich einen Bund geschlossen, der stärker ist als mit allen anderen Liebschaften, die ich in den letzten Jahren hatte. Mit ihr kann ich wirklich reden und ich kann sein, wie ich bin, das ist etwas sehr Wertvolles.*
>
> Freddie Mercury

Mercury war total begeistert von dem „Vollweib" Valentin und ihrer ungezähmten Wildheit. Sie verkörperte das wilde Männliche im Weiblichen, was ihn magisch anzog.

Barbara Valentin über Freddie Mercury:

> *Er war the Great Pretender. Es hat ihn erregt, die verbotene Frucht zu kosten. Während all das passierte, waren er und ich ein Liebhaber, im wahrsten Sinne des Wortes. Wir hatten*

regelmäßig Sex miteinander. Wenn es passierte, war es wunderschön und unschuldig. Ich war zu der Zeit völlig in ihn verliebt, und er hat mir auch gesagt, dass er mich liebe. Wir sprachen sogar darüber zu heiraten. Natürlich hat er trotzdem Dutzende von schwulen Männern abgeschleppt und sie Nacht für Nacht mit hierhergebracht, aber das hat mir nichts ausgemacht.

Er kannte überhaupt nicht den Unterschied zwischen einer Deutschen Mark und einhundert Dollar. Geld bedeutete ihm nichts.
Er hatte furchtbare Angst vorm Fliegen und davor, in einem Aufzug eingesperrt zu werden, aber am meisten fürchtete er sich davor, allein zu sein. Er war nicht in der Lage, irgendwo allein hinzugehen – nicht einmal auf die Toilette. Ich musste ihn immer begleiten.

Und weiter:

Wir haben uns beide viel zu sehr angestrengt, glücklich zu sein. Weil wir nicht glücklich waren. Du besäufst dich, du kokst, du machst dich zum Affen, du legst so viele Typen flach, wie's geht – als ob du deinen Körper herausfordern willst. Da steckt eine gewisse Todessehnsucht dahinter. Und schlussendlich macht es dich nur noch einsamer, noch leerer. Freddie und ich standen uns in nichts nach, wir identifizierten uns miteinander.
Am Schluss hatten wir nur noch uns beide. Wenn er mich nicht gehabt hätte und ich ihn nicht, glaube ich, dann wäre er viel früher gestorben, und ich wäre auch schon längst tot.

Barbara Valentin

Mercurys Rückzug aus München erfolgte Ende 1985, völlig abrupt und für Barbara Valentin unerklärlich. Möglicherweise war ein erster positiver HIV Test dafür verantwortlich, jedenfalls endeten auch die sexuellen Beziehungen zu Winnie Kirchberger und Barbara Valentin fast zeitgleich. Die freundschaftliche Beziehung zu Barbara blieb allerdings bis zu seinem Tod bestehen.

Die folgende Repertorisation umfasst ungefähr die Jahre von 1975 bis 1985:

1	Gemüt - Wahnideen - verfolgt, ihm würde nachgestellt (konkret); er würde	64
2	Gemüt - Wahnideen - verfolgt zu werden (wegen der Haltung, Einstellung etc.) - Er würde verfolgt	66
3	Gemüt - verschwenderisch	33
4	Gemüt - verschwenderisch - Geld	18
5	Gemüt - Extravaganz, Maßlosigkeit	32
6	Männliche Genitalien - sexuelles Verlangen - exzessiv	63
7	Gemüt - Eitelkeit	19
8	Gemüt - hochmütig, arrogant	136
9	Gemüt - Liebe - Perversion; sexuelle	28
10	Gemüt - Gier, Habsucht	26
11	Gemüt - hitzig, feurig	36
12	Gemüt - leidenschaftlich	59
13	Gemüt - Bestimmtheit	48
14	Gemüt - Liebe - Kinder; liebt	12
15	Gemüt - argwöhnisch, mißtrauisch	148
16	Gemüt - Furcht - Fliegen, vor dem - Flugzeug, in einem	12
17	Gemüt - Furcht - allein zu sein	139
18	Gemüt - Furcht - engen Räumen; in	110
19	Gemüt - Tiere - liebt Tiere, Tierliebe - Katzen	8

	merc.	nux-v.	lyc.	stram.	sulph.	lach.	ars.	plat.	calc.
	15/26	15/23	13/25	13/22	13/20	12/22	12/18	12/17	12/15
1	1	1	1	1		1	1	1	
2	1	1	1	1	2	2	1		1
3	3	2	1	1	1	2		1	1
4	3	2		1	1				1
5	1			1		1		1	
6	3	3	2	3	1	2		2	3
7	2	1	1		1		1	1	
8	1	1	4	2	3	2	1	4	1
9	1	1	2	1				1	
10	2	1	2		1		2		1
11	2	2		2	1	2		2	
12	1	3	1	1	2	3	1	1	1
13	2	1	1		1	2	1	1	
14							2	1	
15	2	2	4	3	3	3	3	1	1
16							1		1
17	1	1	3	2			3		1
18		1	2	3	1	1	1		2
19					2	1			1

Nun steht wieder Mercurius an erster Stelle, Lachesis an 6. Position.
Pulsatilla an 14. Position, Phosphorus Nr.15.
Obwohl ich in den vorherigen Repertorisationen Lachesis präferiert
habe, werde ich nun bezüglich Mercurius wieder sehr nachdenklich.
Ich denke, dass beide Mittel diese Lebensperiode Mercurys sehr gut
charakterisieren. Die Frage könnte sein, welches der beiden Mittel ex-

tremer in seiner Arzneimittelpersönlichkeit ist – eine schwer zu beantwortende Frage. Ich werde darauf zurückkommen.

Post Live-Aid (AIDS)

Als am 13.Juli 1985 im Wembley Stadion London und im John F. Kennedy Stadion Philadelphia das Benefizkonzert für die Hungernden in Äthiopien stattfand, waren Queen die wohl beste Live-Band des 16-stündigen Programms. Neben den Live Konzerten wurde das Programm via Satellit zu fast 1,5 Milliarden Zuschauern in der Welt geschickt und der Erlös von 200 Millionen DM kam der Hungerhilfe für Afrika zugute.

Queen war an diesem Abend sehr gut vorbereitet zu dem Auftritt erschienen und legte im Gegensatz zu so bekannten Bands wie Led Zeppelin, The Who oder Status Quo einen nahezu perfekten Auftritt hin. Perfektionismus, ein weiteres persönliches Merkmal der Band und von Freddie Mercury.

> *Durch dieses Konzert leisten wir etwas Positives und bringen die Leute dazu, hinzusehen, hinzuhören und hoffentlich auch zu spenden. Wir sollten nicht denken, die sind dort, wir sind hier, das geht uns nichts an. Wenn Menschen verhungern, sollte das als Problem angesehen werden, das uns alle angeht.*

> *Ich bin ein ziemlich großzügiger Mensch. Wenn ich mit meinen bescheidenen Mitteln etwas tun kann, dann tue ich es. Was das Geld angeht, so habe ich genug. Es macht mir nichts aus, es anderen Menschen zu geben, solange es beim richtigen Empfänger ankommt.*

> *Manchmal fühlt man sich schon ein wenig hilflos und dies ist die Möglichkeit für mich zu zeigen, dass ich einen Beitrag leisten kann. Weiter will ich auch nicht gehen.*
>
> Freddy Mercury

Kurz vor dem Live-Aid-Auftritt wurden Jim Hutton und Freddie Mercury ein Paar. Diese Beziehung sollte bis zum Lebensende 1991 anhalten.

Ich bin im Moment sehr glücklich mit meiner Beziehung, ich könnte es mir wirklich nicht schöner vorstellen. Es ist eine Art...Trost. Ja, das beschreibt es ganz gut. Wechseljahre wollen wir es mal nicht nennen! Ich muss mich nicht mehr so anstrengen. Jetzt muss ich mich nicht mehr so beweisen. Ich habe einen sehr verständnisvollen Partner. Das hört sich alles furchtbar langweilig an, aber es ist wundervoll.

Freddie war die Liebe meines Lebens. Er war einzigartig. Er hat immer gesagt, dass Leben muss weitergehen. Ich weiß, wenn ich sterbe, wird Freddie auf der anderen Seite auf mich warten.

Jim Hutton

Als Freddie noch zusammen mit Barbara Valentin und Winnie Kirchberger in München wohnte, ließ er Jim Hutton des Öfteren aus London einfliege , um Winnie Kirchberger und vielleicht auch Barbara Valentin eifersüchtig zu machen. Und Jim ließ alles mit sich machen. Er wurde sozusagen zum Hausmädchen für alles.
Ende der 80er Jahre gehörten zu Mercurys Haushalt nur noch wenige Menschen fest: neben Jim Hutton Peter Freemann als persönlicher Hausdiener und Assistent, Joe Fanelli als Koch, Terry Gildinger als Chauffeur und Mary Austin als Heilige und Mädchen für alles

Das Jahr 1986 sollte schließlich das letzte der Live-Jahre der Band werden. Zu seinem 40. Geburtstag lud er 200 Gäste ein. Motto: „verrückte Hüte". Für seine Verhältnisse ging es hier wesentlicher ruhiger zu. Und nach einer Show im August 1986, die sich im Nachhinein als letztes Konzert von Queen herausstellen sollte, erklärte er::

Ich kann einfach nicht mehr so weiterrocken, wie ich es in der Vergangenheit getan habe. Das wird mir alles zu viel.

117

Das ist doch kein Leben für einen erwachsenen Menschen.
Mit der nächtelangen, wilden Partyfeierei habe ich aufge-
hört. Das liegt nicht daran, dass ich krank bin, sondern am
Alter. Ich bin kein junger Hüpfer mehr.
Ich verbringe meine Zeit lieber zu Hause, ich schätze, das
hat etwas mit dem Erwachsenwerden zu tun.

Im Oktober 1986 erschien dann ein Artikel über ihn in „News of the
World", der ihn als sexsüchtigen , kokainschnupfenden, HIV-positi-
ven Musiker bezeichnete. Urheber war ein ehemaliger Manager von
ihm, Paul Prenter. Freddie war schockiert und zog sich immer mehr
zurück. „Argwohn" und „Verzweiflung" sind hier die richtigen Stich-
worte für das Repertorium.
Wenn die Band Queen auch nach 1986 nicht mehr live auftrat, erschienen dennoch wertvolle Platten bis zu Mercurys Tod im Novem-
ber 1991:
1987 zunächst „The Great Pretender", 1988 dann „Barcelona" mit
Montserrat Caballé und 1991 dann „Innuendo".

Freddie war ein sehr kultivierter Mensch mit gutem Ge-
schmack und großer musikalischer Begabung, er war rich-
tiggehend besessen von der Oper. In den letzten Jahren sei-
nes Lebens war das seine größte Liebe.

David Wigg, Redakteur und Freund

Manche Leute in der Musikindustrie sind einfach nicht dazu
bestimmt, alt zu werden. Freddie war einer von ihnen.
Ich habe mir Freddie nie mit siebzig vorstellen können, ge-
nauso wenig wie Michael Jackson. Freddie hätte es sowie-
so nicht gefallen, wie heutzutage die Platten aufgenommen
werden. Er hat sein Leben bis zum Anschlag gelebt. Er starb
jung, hat aber unglaublich viel auf die Beine gestellt - mehr,
als die meisten Leute in 15 Leben schaffen würden.

Rick Wakeman, Yes

1990 begannen die Arbeiten zu Queens letzter zu Lebzeiten Mercurys veröffentlichen Platte „Innuendo", der gleichnamiger Titelsong wurde im Januar 1991 veröffentlicht.

Im Mai wurde die Aufnahmen zu „Made in Heaven" gemacht, das Album erschien erst vier Jahre nach Mercurys Tod.

Die letzten Monate und Wochen vor seinem Tod an Bronchopneumonie infolge von AIDS am 23.11.1991 verbrachte er zu Hause zusammen mit seinen Katzen und engsten Freunden. Vor dem Sterben und dem Tod hat er nie Angst gehabt.

The Show must go on

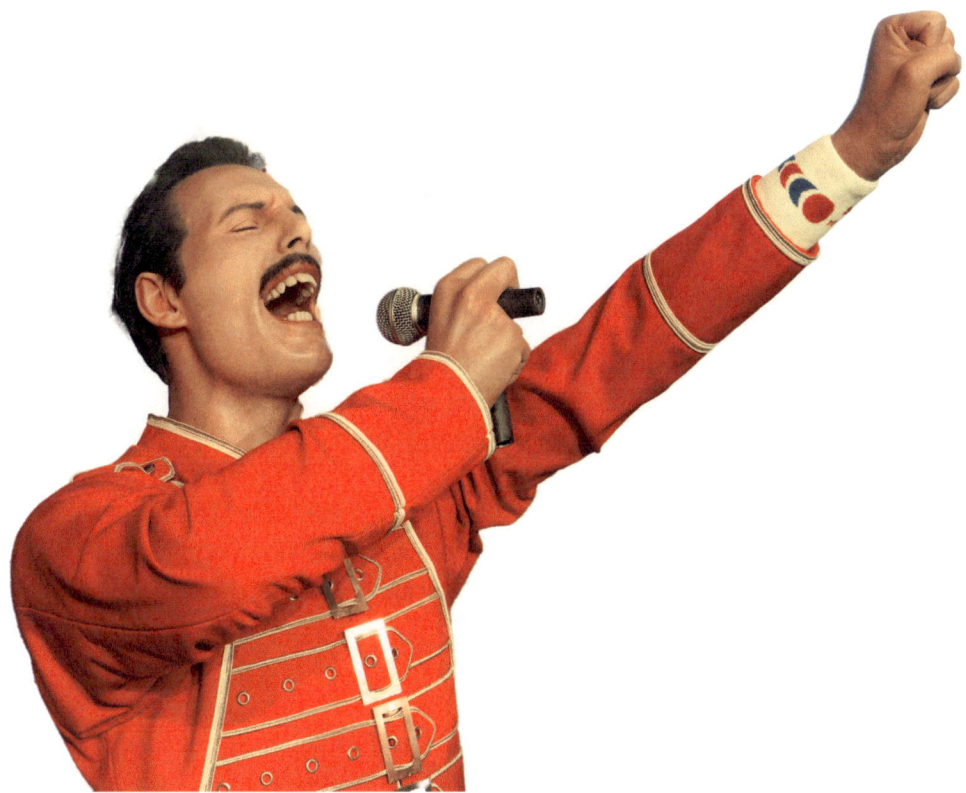

Für mich sind die letzten sechs Jahre Mercurys miasmatisch eng mit der Sykose verbunden. Die Diagnose AIDS hat seine sogenannte wilde Zeit beendet, er zog sich in sein Privatleben mit nur engen Freunden und Katzen zurück. Die Frage, ob die Jahre in München tuberkulinisch oder doch syphilinisch waren und er sozusagen mit der HIV-Diagnose über eine kurze carcinosinische Phase direkt in die Sykose gerutscht ist, lässt sich nicht klar beantworten. Die Repertorisationen der Münchener Jahre haben als potenzielle Mittel Lachesis und Mercurius ergeben, was für die Syphilinie spricht. Vielleicht handelt es sich auch um eine relativ lange syphilinische Phase bis zum Tod, die dann relativ gesund abgelaufen ist.

Jedenfalls begleiten die beiden syphilinischen Mittel Mercury durch sein ganzes Leben. Schon in der Kurzrepertorisation seiner Schulzeitsymptome mit dem Gefühl der Verlassenheit und dem begleitenden Heimweh fin en wir beide Mittel hinter dem führenden Thema Carcinosinum, das für mich neben Sulphur die Kindheit begleitet. Die Psora ist sehr kurz und intensiv, die Vorbereitung auf die Tuberkulinie bzw. schon Syphilinie erfolgt rasch.

Spannend für mich ist auch, dass in zahlreichen Repertorisationen Pulsatilla zu finden ist, was möglicherweise über seine weiblichen Seite erklärt werden könnte. Der Wunsch nach Familie und Kindern wurde anders umgesetzt. Seine Idealmutter war Mary Austin, sein letzter Partner war Jim Hutton, seine Kinder waren seine Katzen. Hier sehe ich schon viele Pulsatilla-Zeichen und insofern erscheint mir das Mittel gar nicht mehr so abwegig wie anfangs noch.

Natürlich sträubt sich etwas in mir, wenn ich mich für Mercurius als wichtigstes Mittel für einen Mann entscheiden sollte, der sich selbst Mercury genannt hat. Aber warum eigentlich nicht.

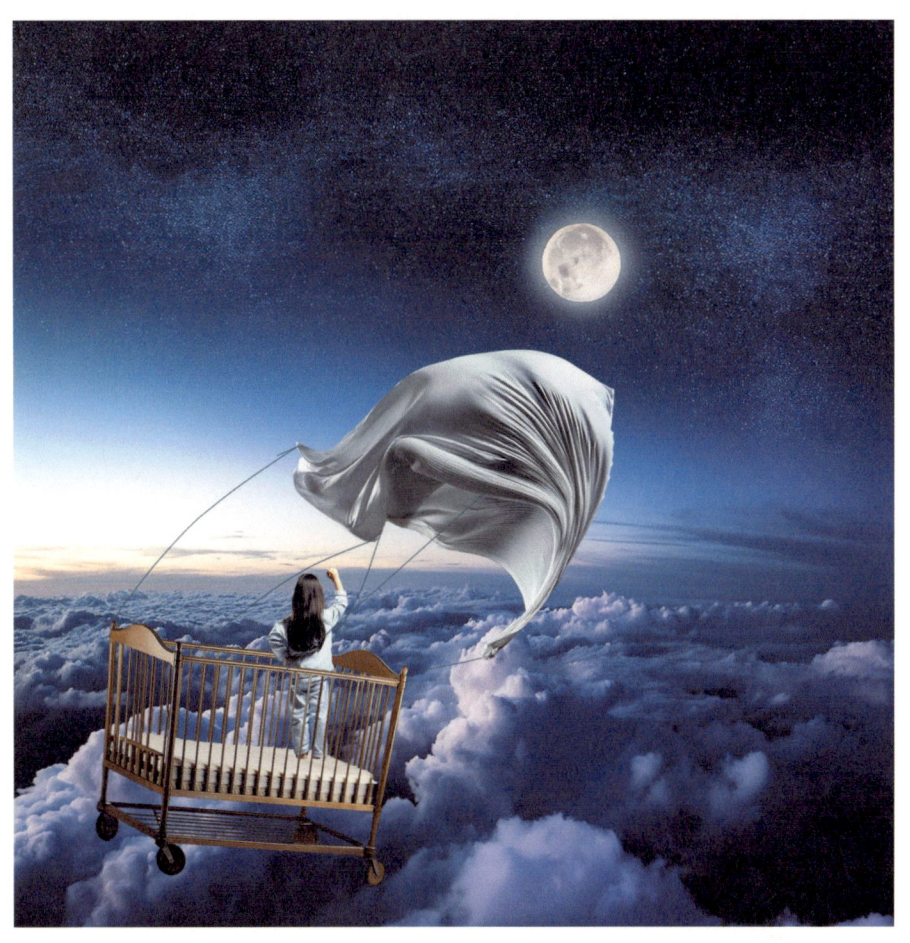

Fly me to the moon...

Amy Winehouse

_____

von Angelika Eppig

Erkenntnis und Aussöhnung mit der eigenen Geschichte, mit den familiären Verhältnissen ist ein Ziel der homöopathischen Behandlung, ist der Weg, den die Arznei zeigen kann. Dann weicht ein „trotz" einem „mit" oder sogar einem „dank", und wir sehen uns in der Familie und nicht als ihr geformtes oder verformtes Produkt. Diese Erkenntnis, dieser Frieden wird Grundlage einer Heilung...

(F. Swoboda, S.191/192)

Ist das so?

Amy Winehouse – Eine Betrachtung nicht nur aus homöopathischer Sicht

---

Vorab ein paar Wort zur Recht(s)schreibung: Ich weiß, daß man nach ‚neuer' Recht(s)schreibung „Photo" mit „F" schreibt, „Phallus" hingegen nach wie vor mit „Ph", was ja auch viel sinnlicher ist. Deshalb liebe ich auch das scharfe „ß"; „ss" hingegen finde ich als Ersatz und auch sonst völlig unsinnlich/ig. Da ich in mancher Hinsicht wertkonservativ im wahrsten Sinne des Wortes bin, nehme ich mir die Freiheit und belasse es bei der alten Schreibweise.

Beim Thema der Interpunktion habe ich gern Arno Schmidts „Gelehrtenrepublik" vor Augen, ich mag die Art, wie er Komma, Strich, Punkt, Strichpunkt und mehr zum Gestaltungsmerkmal seiner Texte machte.

Was den Umgang mit Menschen betrifft, mag ich am liebsten Gedankenstriche und bin immer wieder erstaunt, was alles dabei rauskommt, wenn Menschen sich über ihresgleichen Gedanken machen. Wenn sie es über ihresselben tun, ist es nicht anders.

Wanted! Amy!

Es gibt Kurzdarstellungen – gern auch „Steckbriefe" genannt – über Amy, die neben ihrem Namen, Geburtstag, Geburtsort und Sterbedatum auch noch ihre Körpergröße, ihr Sternzeichen und ihre BH-Körbchengröße angeben. Ich habe mir erlaubt, auf die Angabe der genauen BH-Maße zu verzichten, zumal sie sich noch dazu, wie bei jedem Menschen im natürlichen Zustand durch Gewichts-Zu- und Abnahme, mit und ohne Bulimie und Anorexia nervosa sicherlich öfter verändert haben. Außerdem tragen diese Maße an sich wenig zur Charakterisierung eines Menschen bei – es sei denn vielleicht, sie hießen Lolo Ferrari oder Dolly Buster. Homöopathisch interessant wären hier vielleicht im Sinne des eigenen Selbstbildes Eitelkeit oder aber auch der Mangel an Selbstvertrauen, das Bedürfnis, in besonderer Weise aufzufallen oder anderen, in diesem Fall wohl eher der Männerwelt, zu gefallen, und das Bedürfnis nach Veränderung oder der Hang zu Selbstverstümmelungen, sofern man „Schönheitsoperationen" als solche betrachten mag. Manches davon trifft auf Amy zu. Führt man hierzu die folgenden Rubriken an, sieht eine erste Repertorisation so aus:

– Mangel an Selbstvertrauen
– Eitelkeit
– Unzufriedenheit mit dem eigenen Körper
– Möchte gefallen
– Hang zur Selbstverstümmelung

1	Gemüt - Eitelkeit	19
2	Gemüt - unzufrieden - sich selbst, mit	59
3	Gemüt - gefallsüchtig, kokett - sehr, zu	11
4	Gemüt - verstümmelt seinen Körper	41
5	Gemüt - verletzen; sich zu	5
6	Gemüt- Bulimie	89
7	Gemüt - Anorexia nervosa	64

	Ars.	Merc.	Bell.	Lyc.	Puls.	Sulph.	Carc.	Nux-v.	Staph.	Tarent.
	5/7	5/8	5/7	5/7	5/7	5/7	5/6	5/5	5/5	5/5
1	3	1			1	1	1		1	1
2	1	3	2	3	1	2	1	1	1	1
3	1	2	2	1	2	1	1	1	1	
4			1	1	1	1		1		
5	2	1	1	1	2	2	2	1	1	1
6										1
7	1	1	1	1			1	1	1	1

Hier stehen Arsenicum album und Mercurius rein rechnerisch auf den ersten Plätzen. Vom Gesamtbild her scheinen sie mir aber nicht zu passen, insbesondere Arsenicum album nicht. Mehr anfangen kann ich mit Belladonna. In Hinblick auf die ungefilterten Emotionen, die Amy als Jugendliche und auch junge Erwachsene der ganzen Welt zeigte, ist dieses Nachtschattengewächs durchaus denkbar. Auch die zuweilen gewalttätigen Ausbrüche gegen sich selbst, aber auch gegen andere – berechtigt oder nicht – weisen auf das Nachtschattengewächs hin.

Warum berechtigt? Weil es meiner Meinung nach erlaubt sein muß, sich gegen grenzüberschreitende Übergriffe von außen zur Wehr setzen zu dürfen, auch wenn man ein Publikumsmagnet ist und die Anziehung groß.

Wer zieht hier eigentlich wen an?

Bezüglich Anziehung fällt mir eine Szene aus einem Dokumentarfilm über Amy von Asif Kapadia „Amy – *The girl behind the name*" – aus dem Jahre 2015 ein, in dem Amy auf der Karibikinsel St. Lucia, wohin sie sich privat zurückgezogen hatte, am Strand von einem jungen Pärchen belästigt wird. Sie möchten ein Photo mit Amy. Das Paar leitet seine Bitte höflich, aber doch penetrant mit einer verbalen „Beschwichtigungsgeste" ein. Sie geben dadurch zu erkennen, daß sie sich durchaus der Störung der Privatsphäre bewußt sind und daß das eigentlich nicht ok ist. Die bereits alkoholisierte Amy durchschaut die Egozentrik, die hinter der geäußerten Bitte des Paares liegt und reagiert – zurecht, wie ich finde – entsprechend schroff. Daraufhin wird Amy von ihrem Vater, dem diese Szene äußerst unangenehm ist, zumal ja gerade auch gefilmt wird, in die Schranken gewiesen. Und das, obwohl Amy das Photo mit den beiden gemacht hat. Ich frage mich schon hier, wen oder was der Vater hier für schützenswert erachtet. Das Seelenheil seiner Tochter jedenfalls nicht. Höchstens ihr Image. Es ist also eher die Außenrepräsention, die es für ihn im Sinne der Publikums-Wirksamkeit zu schützen galt.

In diesem Zusammenhang verstehe ich auch Lycopodium in der obigen Repertorisation. Folgt man den Ausführungen von Daphne Barack, agiert Amy häufig als „ungehorsames" Kind, ein Kind, dessen Verhalten auf die Mißbilligung des Vaters trifft. Hinter dem Ungehorsam von Amy steht womöglich aber eine traurig stimmende Enttäuschung. Amy möchte sich den Anforderungen, die gerade auch von ihrem Vater an sie gestellt werden, offensichtlich nicht anpassen müssen. Man könnte sagen, sie soll den sykotischen Wünschen des Vaters entsprechen. Was der Vater offensichtlich nicht sehen will oder kann: Amy braucht Schutz und zwar vor allem den Schutz ihrer Privatsphäre.

Miasmatisch betrachtet ist Amy im Gegensatz zum sykotischen Vater – wie so viele berühmte Musiker – von der Tuberkulinie auf direkten Weg in die Syphilinie gegangen. Der einzige Ausweg für sie war der Weg zurück ins Paradies, zurück in den „Vorruhestand" der Carcinosinie. (siehe auch Dieter Elendt: „Die sogenannten chronischen Krankheiten...").

Um den Vater bzw. um Amys familiäre Beziehungen wird es im Folgenden hauptsächlich gehen. Dabei bin ich mir bewußt, daß auch noch viele andere Facetten beachtens- und untersuchungswert wären. Aber irgendwo wollte ich beginnen. Und dachte mir, ich fange am besten beim Ursprung an.

A wie Amy – am Anfang war das Wort

(Wie) kann ich eine Frau kennenlernen, die schon gestorben ist? Und die vermutlich schon zu Lebzeiten - aufgrund von exzessivem Drogenkonsum – nicht mehr der Mensch war, der sie ursprünglich gewesen ist?

Wie kann ich herausfinden, was wirklich zu ihr gehörte, was ihre „drogenfreien" Gedanken und Gefühle waren, ja was ihr eigentliches ursprüngliches Wesen ausmachte? Oder machte vielleicht die Drogensucht ihr ureigenes Wesen aus?

Als ich im Rahmen unserer gemeinsamen Studie über alkohol- und drogenabhängige Musiker – (mir gefällt diese Unterscheidung gar nicht, das klingt so, als wenn Alkohol keine Droge wäre) – die Psychodynamik in der Entwicklungsgeschichte von Amy Winehouse näher zu ergründen versuchte, habe ich mich zunächst mit Worten beschäftigt und damit vor allem Einblicke in die Psyche ihr nahestehender Menschen bekommen: Menschen, die teilweise unter beharrlicher Bewahrung des eigenen Selbstbildes über Amy schrieben.

Ob die „wahre Amy" dabei war – ich weiß es nicht.

Amy – Verlust der Aura im Angesicht fremdbiographischer Reproduzierbarkeit

Durch massenweise Reproduktion verliert das Kunstwerk seine Aura. Die Aura eines Kunstwerks ist an sein einmaliges Dasein an dem Ort, an dem es sich befindet, gebunden: an sein Hier und Jetzt.

(Walter Benjamin)

Was hat Amy traurig gestimmt, was glücklich, was war ihr schädlich und was wäre ihr möglicherweise heilsam gewesen? Die Darstellungen von Eltern und Freunden sprechen auch über sie selbst; die Werke sind nicht von den Autoren zu trennen. Das gilt im Folgenden sicher auch für mich. Sei's drum....

In der Vielfalt der Darstellungen finden wir u.a. die hoch emotionalen Nachrufe der Mutter und des Vaters, ebenso die Schilderungen intensiver „Drogen- und Ko-Abhängigkeits-Erlebnisse" gemeinsam mit Tyler James, Amys bestem Freund. Aufzeichnungen von musikalischen und sonstigen „Spielgefährten", Journalisten, Psychologen reihen sich ein. Hinzu kommen zahlreiche Bilddarstellungen in Form von Photos, professionelle (Konzert-) Aufzeichnungen und semi- und unprofessionelle Amateur Videos (you too – ach so, das heißt ja youtube). Nicht zu vergessen, die unzähligen gestohlenen Privatmomente in Form von schamlosen Paparazzi Schnapp- und Ab-Schüssen.

In diesem Zusammenhang habe ich mich gefragt, ob die Bezeichnung von Walter Benjamin über den *Verlust der Aura im Zeitalter der technischen Reproduzierbarkeit* nicht auch auf die persönliche Aura von Menschen im Blitzgewitter der Regenbogenpresse ebenso wie auf die unzähligen Filmaufnahmen zutrifft. Wie viele Blitzlichter, wie viele Reproduktionen eines Menschen braucht es, um aus einem Individuum eine Kunstfigur zu machen

Ich frage mich, ob dieser Verlust nicht auch für das wahllose Reproduzieren menschlicher Lebensentwürfe gilt. Walter Benjamin führt den Begriff der Echtheit ein. Doch was ist echt? Entstehen nicht auch durch Projektionen immer wieder neue authentische Sichtweisen? Also lassen wir das mit dem Anspruch an die absolute Wahrheit lieber sein. Möchten damit sagen: Im Folgenden bewege ich mich lediglich im Rahmen des Möglichen. Etwas anderes ist gar nicht möglich. Deswegen heißt es ja so.
Was Amy betrifft, ist jedes Wort, jede Aufnahme Teil eines großen Puzzles, an dessen Ende vermutlich mal Amy, mal das Kunstprodukt „Amy Winehouse" steht. Überaus ästhetische Aufnahmen zeichnen

das Bild einer wunderschönen Frau, eines erfolgreichen Ausnahmetalentes auf dem Weg zum Erfolg. Direkt daneben steht *dunkle Seite des Mondes*, die alles vernichtende Drogenkarriere der schon viele „Celebrities" zum Opfer gefallen, sind. „Celebrities" nennt der Psychologe Borwin Bandelow sein interessantes Buch über berühmte Tote aus der Künstlerszene mit dem Untertitel „Vom schwierigen Glück berühmt zu sein". Ich werde noch daraus zitieren. Bei Amy zeigt sich das schwierige Glück in schonungslosen Szenarien aus dem Leben ihrer gebeutelten Psyche, der Psyche einer Frau, die sich nur schwer gegen all die Ansprüche, die an Sie gestellt wurden oder die sie selbst an sich gestellt hat, wehren konnte, weil ihr die Kraft dazu durch Drogen aller Art (Medikamente, Alkohol, Marihuana, Kokain, LSD, Crack, Heroin ...) abhandengekommen war.

Amy hat sich selbst schonungslos inszeniert und somit ihrer Außenwelt tiefe Einblicke in das Schattenreich ihrer Seele präsentiert. Wir erleben den Aufstieg und Fall einer labilen und gleichzeitig hochbegabten Musikerin, die ihresgleichen suchte. Daß Amy neben dem traurigen Abbild der polytoxikomanen Drogensüchtigen noch viele andere Wahrheiten in sich trug, läßt sich leicht erkennen.

Große Widersprüche finden wir bei außergewöhnlichen Persönlichkeiten allemal. Aber sind Widerspruch und Gespaltenheit womöglich genau die Triebfedern, mit denen sich geniale Kräfte erst so richtig entfalten können? Muß Mann oder Frau gespalten sein, um bekannt und gleichzeitig verkannt zu werden?

Antwort: JA!

Fly me to the moon,
Let me play among the stars

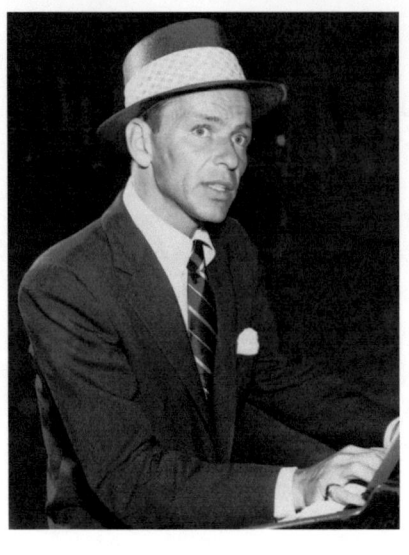

„Fly me to the moon", von Frank Sinatra, war eines von Amys Lieblingsliedern, das sie gern und oft zusammen mit ihrem Vater gesungen hat. Die zweite Zeile *Let me play among the stars* war ein Ziel, das Vater wie Tochter für sich selbst und für den jeweils anderen angestrebt haben. Darin haben sie sich allerdings nicht nur positiv ergänzt.

Angesichts von Amys Star-Allüren und ihrem anfänglich großen Erfolg unter den Musikern am Firmament mußte ich hier an Konfuzius denken. In Konfuzius' Lun Yi (Gespräche) heißt es.:

為政以德，譬如北辰，居其所而眾星共之

Wéi zhèng yǐ dé, pì rú běichén, jū qí suǒ ér zhòng xīng gòng zhī

Der Weise gleicht dem Polarstern. Er verweilt an einem Ort, und alle Sterne umkreisen ihn.

Wer weiß, vielleicht nahm Amy ganz am Anfang ihrer Karriere – damals, als sie noch *The girl with the guitar* war, tatsächlich diesen Platz des Nordsterns ein. Doch hat sie sich dann, im Laufe zunehmender Anforderungen, mit denen ein Star im Showbussiness zu kämpfen hat, haltlos im Universum der Macht und des Geldes verloren?

Ein anderer Lieblingssong, den Amy später oft zusammen mit ihrem besten Freund Tyler James sang, war „So far away" von Carol King. Und weit weg haben sich die beiden zusammen auch oft mit Hilfe von Drogen katapultiert. Leider hat nur Tyler den Rückweg geschafft.

Who is Amy? Who is Winehouse?

In "Meine Amy. Ein Abschied in Worten" schrieb Tyler:

> *Sie [Amy, d. A.] versuchte immer, die Person zu sein, die sie zu sein müssen glaubte: eine Figur namens „Amy Winehouse". Inzwischen hatte ich ein Mantra: „Lieber Amy sein und leben, als bei dem Versuch, ‚Amy Winehouse' zu sein sterben. Scheiß auf ‚Amy Winehouse', das ist nur eine Figur, scheiß auf die Rolle."*

Mit dieser Meinung steht Tyler nicht allein. Auch Amys Jugendfreundin Catriona Gourlay schreibt in „Amy Winehouse Beyond Black":

> *Amys vollständigen Namen kann ich nicht aussprechen. Amy Winehouse kannte ich einmal, konnte sie in einer Kaschemme in Camden treffen, aber das ist nicht **meine** Amy. Beide sind natürlich untrennbar miteinander verbunden, aber meine Amy ist eine andere Person.*

Und selbst ihre Mutter sagte (in „Amy Winehouse in her words"):

> *She needed to be seen, but she also wanted to be reserved as a musician and lyricist, rather than a celebrity. In many ways her trademark beehive became the persona she hid behind.*
> (Übersetzung siehe Anhang)

Amy wollte gern wahrgenommen werden, soviel ist klar. Aber während *the girl with the guitar im Laufe zunehmender Berühmtheit nicht nur gewichtsmäßig immer weniger wurde,* fütterte Amy gleichzeitig die Dämonen ihrer selbsterschaffenen Ikone. Die eher schüchterne Musikerin und Songwriterin, die ebenfalls in ihr wohnte, kam paradoxerweise nur noch in ihren Texten und Gedichten zu Wort, die sie berühmt gemacht haben und die sie dann auf den Bühnen der Welt immer wieder reproduzieren mußte. Und mit ihnen die teilweise äußerst schmerzlichen Empfindungen, die ihr spätestens beim Schreiben der Songtexte in ihrem zweiten Album „Back to Black" zugesetzt hatten.

> *I'm not trying to stay away from being a celebrity. I'm not saying I'm sooo not famous. I'm trying to continue being a musican in a time, when everybody is very celebrity-led. I'm not Amy the star: I'm Amy the girl with the guitar.*

> (Amy Winehouse: „In my words";
> Übersetzung im Anhang)

Natürlich beinhaltet ihre letzte Aussage auch einen Seitenhieb auf und die durchaus selbstbewußte Distanzierung vom schnelllebigen Starrummel, wie ihn Simon Fuller, Amys ehemaliger Manager, teilweise betrieb. Die zunehmend banalen und teilweise auch peinlichen Selbst-Inszenierungen im Stile von „Deutschland sucht den Superstar" – in Amerika schon weit früher schon en vogue – waren Amy zuwider. Aber auch anerkannte Bühnenstars wie Kathie Melua oder Madonna fanden entweder gar nicht oder nur kurz Amys Anerkennung, bevor sie ihrer vernichtenden Kritik anheimfielen

Ob Amy sterben mußte, damit *Amy Winehouse* als Legende der Musikgeschichte im Club der 27 weiterleben konnte? Leider hatten weder Amy noch Amy Winehouse am Ende die Hilfe erhalten, die sie gebraucht hätten, um zu überleben. Tyler James resümiert dann auch:

> *Das Einzige, was ihr angeboten wurde, war, wieder als „Amy Winehouse" auf Tournee zu gehen und ein weiteres Album zu schreiben. Niemand gab Amy die Möglichkeit auszusteigen.*

> (Tyler James: „Meine Amy. Ein Abschied in Worten")

Wer hier annimmt, daß „nomen" gleich „omen" ist, mag allein in „Winehouse" schon das verhängnisvolle väterliche Erbe sehen. Wie sieht es mit der mütterlichen Mitgift aus?

Mit welchem weiblichen „Erbe" betrat Amy die Lebensbühne?

Eine „Rolle", die Amy, wie jeder Frau bereits als feminine Mitgift in die Wiege gelegt wurde, ist die Tochterrolle.

Amy Jade Winehouse wurde in Enfield, London, als Tochter des Jazzmusikers und Taxifahrers Mitchell Winehouse, (damals noch Handelsvertreter für Doppelverglasungen) und der Apothekerin Janis Winehouse in eine jüdische Familie geboren. Zu ihrer engsten Familie gehörten neben ihren Eltern vor allem Großmutter Cynthia – der Fels in der Brandung der Familie Winehouse – sowie Amys vier Jahre älterer Bruder Alex. Von ihm wird nur wenig berichtet – außer vielleicht, daß Amy musikalisch viel von ihm gelernt hat, daß er ihren Musikgeschmack anfangs mitgeprägt hat, daß sie ihn oft kopiert habe und es nicht lange gedauert habe, bis sie ihm bei jeder passenden und unpassenden Gelegenheit die Schau stahl.

Viel berichtet hingegen wird von und über Amys Eltern. In Bezug auf das Verhältnis Ihrer Eltern zueinander nahm „Amy" und vielleicht sogar weit mehr „Amy Winehouse"eine im wahrsten Sinne des Wortes „tragende" Rolle ein. Warum „tragend"? Weil Amy ihr ganzes Leben dafür Sorge trug, daß die Geschiedenen, sich als besorgtes, um die Tochter kreisendes Duo nie wirklich voneinander getrennt haben. Man könnte auch sagen, Amy habe durch ihr eigenes Suchtverhalten die Beziehung der Eltern zueinander, aber auch ihre eigene Bindung zu den Eltern immer wieder genährt.

In welchem Maße diese Trägerschaft für Amys unheilvollen Lebensweg mitverantwortlich war, wage ich nicht zu beurteilen. Allerdings bin ich in Übereinstimmung mit der Journalistin Daphne Barack davon überzeugt, daß diese VATER-TOCHTER-MUTTER-Konstellation für niemanden der drei wirklich heilsam gewesen ist.

Daphne Barack, soviel vorweg, hat auf Bitten des Vaters gemeinsam mit den Winehouses das „Saving Amy"-Projekt gestartet und viel Zeit mit allen Beteiligten an unterschiedlichen Orten verbracht.

Ihre Darstellungen werfen viele Fragen in Bezug auf die Verstrickungen innerhalb der Familie auf. Auch Daphnes scharfe Beobachtungsgabe und ihr analytischer Verstand lassen tief in das Drama der Familie blicken. Daphne zeigt auf, wie die enormen Unsicherheiten im gegenseitigen Umgang der einzelnen Familienmitglieder aufeinander gewirkt haben. Wie die Journalistin immer wieder zu erkennen gibt, zeigt Amy trotz aller Drogenprobleme das, was ich gern die „Inseln der Klarheit" nenne auf. Diesen Begriff habe ich Edward M. Podvolls Buch „Verlockung des Wahnsinns" entnommen. Allerdings sind es bei Podvoll Momente der Hoffnung, bei Amy zumindest in diesem Zusammenhang wohl eher Momente der bittereren Erkenntnis, die diese Inseln der Klarheit erkennen lassen.

> *They will try to get me sign papers. [...] My Daddy is always bringing people [here] for business [...] Why don't (these) people talk to me? [...] Daph, if people want to do business with me [...] they shouldn't go trough my parents.*

(Daphne Barack: „Saving Amy", Übersetzung im Anhang)

Wie auch Daphne verwundert erkennen muß, hat Amy überaus sensible Antennen für Unstimmigkeiten und trügerisches Verhalten in ihrer Umgebung, Familienmitglieder eingeschlossen.

> *She understands more than people gave her credit for.*
> (Daphne Barack: "Saving Amy", Übersetzung im Anhang)

Nur leider war es ihr – so paradox das klingen mag – offensichtlich nur möglich, diese klaren Momente, in denen sie mehr Wissen zu erkennen gab, als man ihr im Drogenrausch zutraute – unter enthemmendem Einfluß zu äußern. Wenn Amy nicht unter oder weniger Drogen-Einfluß stand, scheint sie mir eher unsicher, angepasst, überaus kindlich in ihren Verhaltensweisen. Von einer jungen Frau mit eher kindlichem Gemüt entwickelte sich Amy mit zunehmendem Drogen- und Alkoholkonsum zu einer trotzigen, aufsässigen Kindfrau.

Die Ambivalenz ihrer Verhaltensweisen wird besonders deutlich bei Daphnes Schilderung über Amys Verhalten während ihres Aufenthaltes auf St. Lucia. 2009. (Daphne Barack: „Saving Amy") In Anbetracht der Darstellungen von Daphne bin ich immer auch hier wieder irritiert von den Verhaltensweisen der Eltern. Besonderes Unverständnis lösen die einerseits große Naivität und Blauäugigkeit aus, wodurch der Zustand Amys gerade vom Vater oft verharmlost wird. Andererseits kritisiert und maßregelt er Amy immer wieder aufs Schärfste, auch vor Publikum. Die teilweise hilflosen, aber in gewisser Weise auch übertriebenen und gleichzeitig doch merkwürdig passiven Bemühungen der Eltern um ihr Kind stimmen nachdenklich. Und auch die Bevormundung in geschäftlichen Dingen sowie der weit mehr als vom Vater zugegebene offene Umgang mit nahezu jedweder Form von Presse, der auch von Daphne immer wieder verwundert zur Kenntnis genommen wird, läßt an den Umgangsweisen der Familienmitglieder untereinander zweifeln.

Bei Daphne gab Mitch unter dem Vorwand besonderer Vertraulichkeit vor, daß er die Informationen, die er ihr über Amy gebe "nur einmal" und nur im Sinne von „Saving Amy" preisgebe. Wie Daphne, die als Journalistin Einblick in das Presseleben hatte, jedoch bitter erkennen mußte, entsprach diese angeblich nur zu ihr gegenüber geltende „Vertraulichkeit" in keiner Weise der Realität. Was passierte hier und welche Motive stehen hinter den schwer zu verstehenden Verhaltensweisen der Eltern?
Es ist offensichtlich ein Wechselbad der Gefühle, in dessen Strudel alle Beteiligten permanent hin- und hergeworfen werden. Daß auch der Vater offensichtlich Bestätigung und Aufmerksamkeit braucht, wird immer wieder deutlich. Sein ängstlicher Kontrollzwang, ist zwar einerseits zu verstehen, anderseits könnte man diesen auch im Sinne von falsch verstandener Fürsorge als übergriffi bezeichnen. Sein Preis für die eigene Anerkennung war hoch, ich gehe so weit zu denken, daß er, ob er es wollte oder nicht, teilweise auf Kosten von Amy bezahlt wurde.

Die Mutter wiederum zeigt sich oft erschreckend distanziert und nur passiv beteiligt. Andererseits startet auch sie vermeintlich fürsorgliche Aktionen, die Amy jedoch wenig zuträglich sind. Ein Beispiel ist ihr Besuch mit ihrem neuen Freund auf St. Lucia kurz vor Amys katastrophalem Bühnenauftritt. Auch diese Episode ist bei Daphne gut beschrieben. Sicher, sie hatte mit ihren eigenen Sorgen in Bezug auf ihre Autoimmunkrankheit zu schaffen. In Anbetracht der Tatsache, daß Sie eine durchaus selbstbewußte Frau und eine gestandene Pharmazeutin war, wundere ich mich zuweilen über ihr passives Verhalten gegenüber ihrer Tochter Amy.

Die Photos von Mitch und Janis Winehouse mit Amy als Wachsfigur bei Madame Tussauds lassen mich an die Redewendung vom Tanz um das Goldene Kalb denken. Daß dies der elterlichen Liebe, Sorge und Fürsorge, die die Winehouses für ihre Tochter empfanden, nicht gerecht wird, mag sein. Tatsache ist aber auch, daß die Dynamik von Macht, Reichtum und Berühmtheit auch vor der elterlichen Liebe nicht halt macht.

So liegt für mich nach wie vor die Frage nahe: Inwiefern haben die ungelösten familiären Verstrickungen – vermutlich über Generationen hinweg – zum Leid von Amy beigetragen? Amys Mutter wurde das Bedürfnis nach Anerkennung von ihrer eigenen Mutter und später auch von ihrem Ehemann zumindest als Ehefrau versagt. Auch Mitch hat seine eigene jüdische Kultur- und Lebensgeschichte. Auf einem Photo, das Amys Wachsfigur von Madame Tussauds in der Mitte der Geschiedenen zeigt, halten sich die Mutter rechts, der Vater links an der Wachsfigur Amy Winehouse fest. Zeigt sich auch hier unbewußt ein Aspekt der unheilvollen Dynamik, mit der das Trio zu kämpfen hat?

Amy – Wie alles begann: „Ach Du Scheiße! Ein Mädchen? Wirklich? Wow!"

Die Darstellungen zwischen Janis und Mitch bezüglich Amys Niederkunft könnten trotz einiger Parallelen unterschiedlicher nicht sein. Bereits hier erhalten wir Einblick in die unterschiedlichen Aufgabenverteilungen und Wahrnehmungen von Mitch und Janis noch während der Ehe. Wer in diesem Gefüge als Kind die Balance halten möchte, kommt schnell ins (Sch)wanken.

Amys Geburt – die erste Vertreibung aus dem Paradies

Ich nenne es erste Vertreibung, weil ich das Gefühl nicht loswerde, daß es für Amy noch weitere Vertreibungen gab. Ihre Mutter hat Amy während der Schulzeit, sicher mit guten Absichten, aber wohl auch, weil sie der Situation nicht Herr wurde, von ihrer besten Freundin getrennt, später hat sie Amy aus der Sylvia-Young-Theater-Schule genommen, Amys Lieblingsschule. Amys große Liebe, ihr Ehemann Blake Civil Fiedler, wurde von Janis komplett abgelehnt, obwohl sie die leidvolle Erfahrung hatte, daß einst auch ihr Ehemann Mitch von Janis' Mutter komplett abgelehnt wurde. Später hat Janis ihre und Amys Geschichte aus einem vermutlich verzweifelten Akt heraus als einen öffentli hen Hilfeschrei an die Presse weitergegeben. Amy hat ihre Mutter geliebt und sich immer um sie gesorgt. Warum beiden dennoch der Zugang zueinander verwehrt blieb, beschreibt in Ansätzen möglicherweise der Songtext von „The Shangri-Las": „I can never go home anymore", der zu Amys Favoriten gehörte.

Hurricane Amy

No that I looked back I should have realized life with Amy was going to be anything but plain-sailing. I was twentie-seven when I gave birth to her at the Chase Farm Hospital near Enfield, north London, on 14 September 1983, and from the very start, she did things her way. I'd been admitted briefly the day before with contractions, but they turned out to be a false alarm an I was sent home. Late the following afternoon, Amy decided she was ready for the world and, for the second time in two days, her father Mitchel did the fifteen-minute drive to the maternity ward. At 10.25 p.m. Amy made her debut, but by then, she was already four day late. In the month leading to her birth, I had

started taking raspberry leaf tablets. [...] I'd heard theat a
daily dose would bring on the baby and ease labour pain.
[...] Talk about wishful thinking. [...] I spent much of my
four-hour Labour standing around the ward clock [...] In
the end I'd left it far too late for an Epidural an once I'd
reached the delivery suite I relied entirely on gas and air.
I'll never forget the midwife congratulating me on being so
calm and quite during the final stages. I could't stop gigg-
ling because she'd clearly been oblivious to the screams i'd
let out into the gas mask every time I held it to my mouth as
I pushed down. „It's a girl!" I heard her announce as all 7 lb
1 oz of Amy finally popped out. I sat bolt upright. „Oh Shit!"
I shouted, whitch probably completely inappropriate, but
my brain had to quickly readjust. A Girl? Really? Wow!

(Janis Winehouse in„Loving Amy – A mothers story")

Mitch Winehouse beschrieb die Geburt seiner Tochter im Gegensatz
zu seiner Frau Janis wie folgt (Mitch Winehouse. „Meine Tochter
Amy"):

Anders als unser Sohn Alex, kam unsere Tochter im Eiltem-
po zu Welt – wie wenn ein Korken aus der Flasche ploppt.
[Was für eine prophetische Allegorie!!!! d.A.] Schon wie sie
zur Welt kam, war typisch für Amy – schreiend und um
sich tretend. In meinem ganzen Leben habe ich kein Baby
gehört, das so laut schreien konnte. Ich würde gerne be-
haupten, daß es ein melodisches Schreien war. Aber es war
einfach nur laut. Amy war vier Tage zu spät dran, und das
blieb so: Ihr Leben lang kam sie immer zu spät.

Janis beschreibt ihr Verhältnis zu Amy von Anfang an als tief emotional und vollkommen.
Einerseits kann man denken, daß die Mutter mit der Schwangerschaft bei einer schweren Erkrankung ein hohes Risiko einging (es
wird gar spekuliert, daß die Geburt des Bruders mit dem Ausbruch

der multiplen Sklerose zusammenhing), andererseits ist bekannt (und war es wohl auch damals schon), daß Schwangerschaft sich eher günstig auf den Verlauf der Krankheit auswirkt. Aber als drittes gäbe es auch noch die Frage von Medikamenten in der Schwangerschaft. Insgesamt kann man wahrscheinlich von einer Unsicherheit der Mutter hinsichtlich dieser neuen Schwangerschaft sprechen, deren (theoretische) Extreme einerseits die Selbstopferung für das neue Leben und andererseits der Missbrauch der Schwangerschaft für die eigene gesundheitliche Besserung sein könnten.

Jedenfalls ändert sich alles mit der Geburt und Amy erhält auf Grund ihres Temperamentes einen Beinamen: „Hurricane Amy".

Hurricane Amy, die „Kleine Häwelfrau"?

Definition Duden: Häwelmann/frau = Hätschelkind -Nervensäg

Amy came into my life like a whirlwind and changed it forever.

(Janis Winehouse)

Ich weiß nicht, warum, aber als ich angefangen habe, mich mit Amys Kindheit zu beschäftigen, fiel mir ein altes Kinderbuch ein, das ich als Kind sehr geliebt habe: „Der kleine Häwelmann" ist ein Märchen von Theodor Storm (1817-1888), das der Schriftsteller 1849 für seinen Sohn geschrieben hat. Ich folgte dieser Intuition und fand zu meiner eigenen Überraschung eine Schrift von Susanne Plietzsch, Professorin für Judaistik an der Universität Salzburg zu diesem Erziehungs-Märchen von Theodor Storm. Ihre Überlegungen zum Eltern-Kind-Verhältnis im „Kleinen Häwelmann" weisen viele Analogien zu meinen Überlegungen bezüglich Amy und ihren Eltern auf.

Zufall? Amy Winehouse und Theodor Storm haben am gleichen Tag, dem 14. September, Geburtstag; allerdings in unterschiedlichen Jahrhunderten (*1817 und 1983). Als Amy geboren wurde, war der

Autor des „Kleinen Häwelmann" längst auf einem anderen Stern. Sein Magenkrebs (Mond/Pluto) hat ihn in seinem 71. Lebensjahr das Leben gekostet. Womöglich geistert er bis heute als Mann im Mond durchs Firmament? Und vielleicht haben Amy und er sich ja inzwischen irgendwo dort oben im Mondlicht getroffen...

Unersättlichkeit – eine aus enormer Bedürftigkeit nach seelischer Nahrung entstehende Sucht?

Im Sinne von Amy und ganz ohne Gender-Absichten, habe ich mir erlaubt, im folgenden Zitat aus dem „Kleinen Häwelmann" die „Kleine Häwelfrau" zu machen. Das liest sich dann so:

> *„Mädchen", [d.A.] sagte der gute alte Mond, „hast Du denn immer noch nicht genug?" „mehr, mehr! Leuchte alter Mond, leuchte!" und dann blies sie [d.A.] die Backen und der gute alte Mond leuchtete und so fuhren sie zum Walde hinaus und dann über die Heide bis ans Ende der Welt, und dann gerade in den Himmel hinein.*

(frei nach Theodor Storm: „Der kleine Häwelmann")

Susanne Plietzsch schreibt dazu in ihrer Studie „Überlegungen zu einer Uni der Zukunft (Die PLUS und der kleine Häwelmann)" über die emotionale Unersättlichkeit eines bedürftigen Kleinkindes:

> *Das Märchen basiert auf einer typischen Eltern-Kind-Situation: Der Protagonist Häwelmann ist ein kleiner Junge, vielleicht zwei Jahre alt. Manchmal, wenn er nachts oder nachmittags schlafen soll, aber nicht will, „muß" seine Mutter ihn in seinem Rollenbett im Zimmer herumfahren – „und davon konnte er nie genug bekommen". Das Märchen arbeitet damit, daß dieses die Eltern störende Verhalten ins Groteske gesteigert wird. Die Mutter in ihrem „Himmelbett" ist schon eingeschlafen, aber Häwelmann will immer noch gefahren werden!*

Bei Amy und ihrer Mutter hört sich das so an:

There in the first few months of her life, Amy grew into a bright and curious baby. She would often be wight awake and crying at night just when I thought I'd rocked her of to sleep. We had her nursery decorated in sunshine yellow wallpaper with white clouds and I spent many hours nursering her on a chair with a matching pattern. The colours reflected her personality – very loud and loads of fun...

(Janis Winehouse: „Loving Amy – A mother's story")

Neben Hurrican Amy, dem Spitznamen, den Amy von ihrer Mutter bekam, erhielt Amy von ihren jüdischen Verwandten noch einen zweiten Spitznamen: „nudge", was jiddisch ist und „Grenzgänger" bedeutet. Zunächst bezog sich „nudge" vor allem auf Amys Verhalten bei Verwandtenbesuchen:

As soon as the door opened there, she was, like a twister, whirling around and whooshing from room to room, always busy, busy, busy, full of energy and impossible to ignore.

ebenda

Janis, die damals schon unter Symptomen ihrer MS litt, spricht oft davon, daß Amy für Sie einfach nicht zu bändigen war. Sie konnte ihrer nicht Herr und nicht Frau werden, hatte keine Kraft und ließ die Dinge einfach laufen. Sie fühlte sich überfordert, da Mitch viel außer Haus war und mehr den Spaß-Part übernahm, während Janis sich um die Kindererziehung kümmerte. Für sie war das häufig eine ermüdende Angelegenheit.

Bei Plietzsch heißt es (ebenda):

Wo ist eigentlich der Vater? Er ist der Erzähler („Häwelmann" ist auch im wirklichen Leben der Sohn Storms) und hält sich dadurch auf Distanz.

Ähnlich wie Storm begibt sich auch Amys Vater nur zu gern in die Rolle des Geschichten-Erzählers. Es ist es, der ab und an zu Besuch kommt, während seine Frau die Hausarbeit und Kindererziehung übernimmt.

> *Amy talked about ‚Daddy Mitchell' and ‚Mitch Winehouse' as if they were two separate people. Mitch Winehouse was the fantastic raconteur who would sit her on his knee and beguile her with ‚Mitchellisms' – family storie, the gangsters and the spivs. Then here was Daddy Mitchell, who no sooner had he arrived, would be itching to be off again. Even now, Mitchell finds it hard to be in one place for too long. It's just the way he is. [...] Our children didn't want for anything. They loved him and he loved them, but I was the constant the go-to for their practical and emotional needs. I can't pretend I didn't resent Mitchell for that because of times I did feel frustrated and tired, but I also embraced the role because Mitchell was working such long hours. ‚Janis, this is the hand you've been dealt and you're going to have to get on with it' I thought. Still sometimes, just sometimes, I longed for someone else to take the reins. Looking back, I do wish we could have more time with just us as a family.*

Janis Winehouse: "Loving Amy, a mothers story"

Mitch entspricht hier in gewisser Weise der Rolle des weit entfernten und beobachtenden Mondes. Noch einmal Plietzsch:

> *Das Bedürfnis Häwelmanns, durch das Bewegt werden Verbundenheit und Sicherheit zu erfahren, findet, nachdem die Mutter eingeschlafen [erschöpft d.A.] ist, keine Resonanz mehr. Er hilft sich selbst, indem er ein Bein in die Höhe streckt und sein Nachthemd mit dem großen Zeh festhält, eine Situation der komischen Entblößung. Aus dem Nachthemd wird ein Segel, in das Häwelmann so stark bläst, daß er auch ohne Mitwirken der Mutter durch das Zimmer fahren*

kann, und sogar, die Schwerkraft verlassend, über die Wände und die Zimmerdecke. Das sieht der mittlerweile ins Zimmer blickende Mond und findet es „possierlich".

Ähnlich geht es Amy, wenn man die unterschiedlichen Schilderungen der Eltern liest. Während Amys Mutter angestrengt ist, findet der Vater Amys Verhalten trollig und (be)nutzt die extreme Quirligkeit und Hyperaktivität, also die auffälligen Verhaltensweisen seiner Tochter, gern zur eigenen Belustigung – immer vorausgesetzt, es wird für ihn nicht zu viel. Dann kann auch er zornig werden. Das gilt vor allem auch für die späteren Jahre, wenn Amy dann ohne seine Kontrolle gänzlich aus der Tochterrolle tanzt.

> *Ich konnte nicht genug kriegen von den Kindern, und wenn ich abends erst um zehn oder elf heimkam, weckte ich sie manchmal auf, um Gute Nacht zu sagen. Ich ging rein, stolperte gegen das Gitterbett, „Oh, schau, sie sind wach", und drückte sie an mich, um sie zu knuddeln. Janis machte das wahnsinnig, und zwar mit Recht. [...] Amy tanzte für ihr Leben gern, und wie es die meisten Väter mit ihren kleinen Töchtern tun, hielt ich sie an der Hand und balancierte ihre Füße auf meinen. So schwangen wir durchs Zimmer. Am meisten gefiel es Amy jedoch, wenn ich sie herumwirbelte sie liebte es, wenn sie dabei die Orientierung verlor. Angst kannte sie nicht, sie kletterte höher, als es mir lieb war [...].*
>
> (Winehouse, Mitch. „Meine Tochter Amy")

Plietzsch stellt bei ihrer Interpretation zum kleinen Häwelmann ähnliche Fragen, etwa die folgende:

> *Hätte er [der Vater / Mond d. A] [...] nicht sehen müssen, daß hier ein Kind die Orientierung verloren hat und gehalten werden will? [...] Würde die Welt nicht „auf dem Kopf stehen", wäre Häwelmann in Todesgefahr! Das heißt: Ohne die selbst produzierte Illusion der Befriedigung [bei Amy*

die Sucht!!! d.A], die ihn vorläufig davor schützt, seine
Verlassenheitsgefühle in vollem Ausmaß zu spüren, würde
er abstürzen.

Was Amy später auch geschieht.

Das alles ignoriert der Mond jedoch geflissentlich. Er
amüsiert sich über Häwelmanns Irrfahrt durch den Raum
des Schlafzimmers und fragt ihn scheinbar besorgt, ob
er denn „noch nicht genug" habe. Ist diese Frage nicht ei-
gentlich eine subtile Aufforderung, das gefährliche Spiel
fortzusetzen? Denn schlussendlich ist es der Mond, der
es Häwelmann ermöglicht, seine Grenzen noch weiter zu
überschreiten: [...] „Junge", sagte er, „hast du noch nicht
genug?" – „Nein", schrie Häwelmann, „mehr, mehr! Mach
mir die Tür auf! Ich will durch die Stadt fahren; alle Men-
schen sollen mich fahren sehen."

Es scheint, als ob auch Amy nach und nach zur Projektionsfläche des
Vaters geworden ist. Amy soll auf die Bühne, sie soll sich selbst dem
Publikum präsentieren, ganz gleich, wie es in ihrem Inneren aussieht.
Daß sie dabei mehr und mehr in den vernichtenden Strudel ihrer eigenen Berühmtheit und ihrer Funktion als Projektionsfläche anderer
Menschen gerät, sieht der Vater wohl, und agiert widersprüchlich,
während die Mutter sich bedeckt am Rande hält. Mitch – selbst in
einer sicheren, ja, mit dem Ruhm der Tochter sogar zunehmend aufsteigenden Position – beobachtet Amy auf ihrer emotionalen Achter-
bahnfahrt und greift immer nur ein, wenn es gar nicht mehr anders
geht, oftmals jedoch ohne wirkliche Konsequenz. Es steht offensich -
lich zu viel auf dem Spiel (-plan).
Umgekehrt ermuntert Amy in liebevoller und bewundernder Art ihren Vater – auch wenn es ihr gerade nicht gut geht – dazu, sich selbst
auf der Bühne zu präsentieren. So wie später auch gegenüber ihren
Schützlingen: Das eine oder andere Nachfolgetalent wird sie immer
fördern und sich selbst dabei zurücknehmen. Hierzu gibt es mehrere Videoaufnahmen, die selbst in ihren schlimmsten Phasen Amy

noch als Förderin zeigen. Auch der offensichtlich recht authentische „Erlebnis-Bericht" von Daphne Barack „Saving Amy" enthält immer wieder Hinweise hierzu.

Dad, you're a great singer, let's do it.

An einer Stelle beschriebt Daphne ein Erlebnis, ebenfalls in St. Lucia, wo sie gemeinsam mit Mitch Amy in ihrem Studio aufsucht. Es ist das Studio, in dem sich Amy – wie von Mitch immer wieder stolz betont – mit ihrer gesamten eingeflogenen Band und einem von USA auf die Karibik-Insel transportierten kompletten Studio-Equipment sowohl auf ihr nächstes Konzert, ein Jazzfestival, das im Desaster endet, als auch auf ihr nächstes Album vorbereitet. Amy ist zu jener Zeit dazu aber in keiner Weise in der Lage. Sie hat lediglich – wie immer er-wähnt wird – die harten Drogen durch Drogensubstitution in Verbindung mit hohen Mengen an Alkohol ersetzt und befindet sich nahezu permanent im Ausnahmezustand.
Als Daphne, die an diesem Tag Geburtstag hat, mit Mitch das Studio betritt, um einen Eindruck von Amys Comeback-Bemühungen zu er-halten, sitzt Amy am Schlagzeug und jammt vor sich hin:

> *Hello Dad, I have got a song for you. Watch me play the drums to this [...] I am not as good as you!*

Und dann macht Amy den Platz frei für ihren Vater und schlägt im wahrsten Sinne des Wortes für ihn die Werbetrommel. Mitch ergreift die Gelegenheit und gibt statt Amy seine Performance.

> *My Dad is really good*

kommentiert Amy seinen Auftritt, der doch der ihrige werden sollte. Das für mich eher traurig anmutende Kapitel von Daphne endet schließlich mit Daphnes Worten:

> *Mitch is so emotional that he takes me dancing to celebrate my birthday...*

Das folgende Zitat beschreibt eine ähnliche Problematik:

> *[...] it seemed a bit unsettling that, while Amy was publicly self-destructing, Mitch appeared to be making a name for himself. He would give newspaper interviews, had his own online TV show, and went on daytime TV to talk about his daughter. In 2009, he admitted to one interviewer that he thrived on his own slice of showbiz glare: "You wanna know the truth? I do." [...] But, I say, we were seeing pictures of Amy struggling while he was trying to launch his career. "That didn't happen," he says. "Amy was well in 2010." But she'd had several relapses into alcohol addiction. "It depends what you call struggling. She had been clear of drugs and she wasn't drinking at that point. So life has to continue. Who wouldn't make an album if they had the chance?*

Emine Saner: Interview Mitch Winehouse im GUARDIAN, 1.5.2015

Und die Mutter? Gehen wir noch einmal zurück zum Kleinen Häwelmann, dort erscheint die Mutter in Form der Sonne. **(Plietzsch)**

> *Die Sonne wirft ihn [den kleinen Häwelmann, d.A.] ohne Umschweife ins Meer seiner Gefühle; da konnte er schwimmen lernen – oder ertrinken.*

Amys Mutter hat sich im Laufe der Erkrankung von Amy immer wieder sehr bedeckt gehalten und beharrlich darauf hingewiesen, daß Amy es allein schaffen muß, daß es ihr Leben sei, daß sie nur begreifen und zu ihr zurückkommen müsse, dann werde alles gut. Gleichzeitig war Amys Krankheit das beharrliche Bindeglied zwischen ihr und Mitch. Die Sorge um Amy war ihre gemeinsame Sorge, womöglich sogar der Hauptgrund, der sie noch miteinander verbunden hat. Zum Leidwesen von Mitch's zweiter Frau Jane, die nicht selten während der Interviews über Amy zu Mitch sagte: (D. Barak: „Saving Amy))

> *Hey, I need to speak right now. I want to be involved.*

Die Moral von der Geschichte – es gibt keine

Plietzsch stellt sich am Ende die Frage, ob es in diesem Märchen „lediglich" um eine entwicklungspsychologische Thematik, geht oder ob, ohne daß es dem Autor vollständig bewusst wäre, er ein Trauma mitteilt. Wäre ersteres der Fall, würden wir miterleben, wie ein Kind lernt, auch mit vorübergehenden widrigen Umständen zurechtzukommen und sich selbst dabei nicht zu verlieren. Das ist bei Häwelmann nicht der Fall. Er lernt zwar nicht, aber er überlebt.

Amy Winehouse hingegen überlebt nicht! Trotz oder gerade wegen aller Art von Substitutionen, die eben aber nur Substitutionen waren, und noch dazu hochtoxisch, konnte der Hunger ihrer Bedürftigkeit nach Liebe und Zuwendung nicht gestillt werden. Da hat auch die Zuwendung der Eltern und Freunde – in welcher Form auch immer – am Ende leider keinen Halt mehr geben können. Nicht umsonst sagte Mitch am Grab seiner Tochter

> *You're trying to protect your daughter, and half the time you're making the situation worse.*

Diese Schlußworte aus der Grabrede von Mitch Winehouse erinnern mich noch einmal an den Kleinen Häwelmann: *Gute Nacht mein Engel, schlaf gut; Mama und Papa lieben dich so sehr.* Und im Prologgedicht zu Storms kleinem Häwelmann heißt es:
:

> *Auf meinem Schooße ſitzet nun*
> *Und ruht der kleine Mann;*
> *Mich ſchauen aus der Dämmerung*
> *Die zarten Augen an.*
> *Er ſpielt nicht mehr, er iſt bei mir,*
> *Will nirgend anders ſein;*
> *Die kleine Seele tritt heraus*
> *Und will zu mir herein."*

Das Abschiedslied auf Amys Beerdigung war dann auch:

So far away

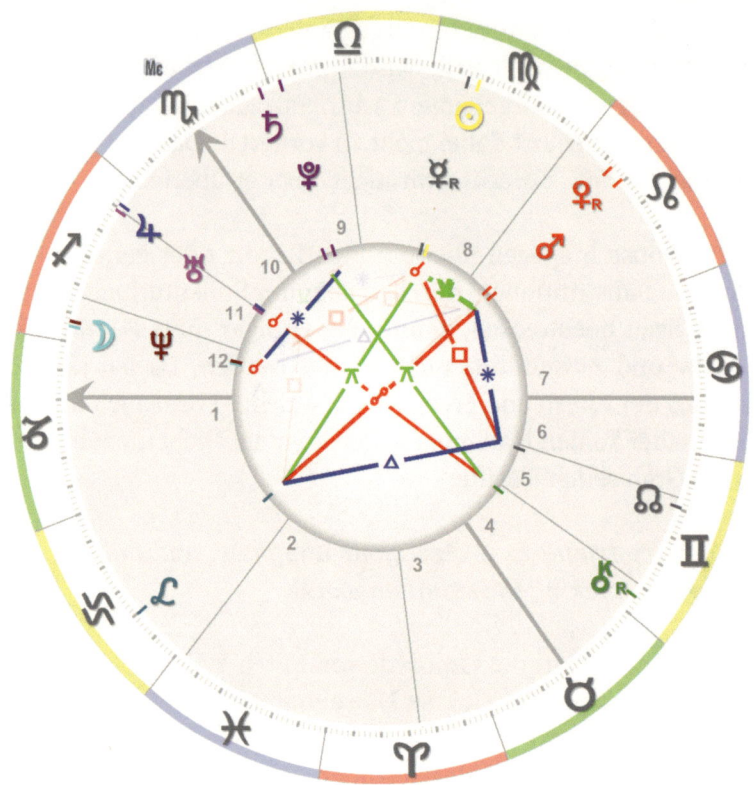

Apropos „So far away" – astrologisch im Sinne von Symbolik betrachtet findet sich die Welt-Entrücktheit als Symbol auch in Amys Sternenhimmel. War ihr Untergang irgendwie in die Sterne geschrieben? Amys Mutter zumindest hat in Ihrem Nachruf auf ihre Tochter folgendes Resümee gezogen:

> Sometimes now I think Amys life was written in the stars,
> that it was her destiny to be with me only a short time.
>
> (Janis Winehouse: Loving Amy - A mothers story)

Schon wegen dieses Zitats lohnt sich ein Blick ins Geburtshoroskop von Amy Winehouse.

Ich verstehe nicht genug von Astrologie, um das wirklich fundiert und in allen Aspekten ausführen können, sondern werde mich dem Horoskop eher assoziativ nähern. Wer unter den Lesern nicht der Astrologie als solcher vertraut, kann dennoch womöglich etwas mit der dahinter stehenden Symbolik anfangen.

Auffällig ist für mich der Mond im 12. Haus (nicht im Sternzeichen der Fische!). Das 12. Haus ist den Fischen zugeordnet und dem dazugehörigen Planeten Neptun, mit dem der Mond auch noch in Konjunktion steht (also gewissermaßen eine Krebs-Fisch-Konjunktion). Liz Green, die bekannte Astrologin hat nicht umsonst eines ihrer Werke *Neptun Die Sehnsucht nach Erlösung* genannt.

Sehnsucht nach Erlösung.

> *Man sagt, Mitch Winehouse habe nach dem Tod seiner Tochter mehrfach erwähnt, daß Amy nun wohl „glücklicher sei, als sie in ihrem Leben jemals habe sein können."*

> Letzte Ehre für Amy Winehouse – „So far away"
> 26.07.2011, abendblatt.de)

Über die Problematik eines Menschen mit einem starken Mond in 12. Haus schrieben auch die Astrologen Hajo Banzhaf und Ann Haebler in „Schlüsselworte der Astrologie": (ich habe mir erlaubt, hier in Bezug auf Amy „er" in „sie" umzuwandeln.)

> *Problematik:*
> *Die Gefühlstaube ist sich ihrer Gefühle nicht bewußt und spürt nur etwas Taubes, wenn sie sich fragt, was sie wohl fühlt. Hat vielleicht sogar den Eindruck, gar keine Gefühle zu haben oder hält sie bewußt (auch vor sich selbst) verborgen, um nicht verletzt zu werden. Äußerst leidensunwillig. Bleibt sich lange ein Rätsel. Kann emotional nicht reifen und bleibt auf dieser Ebene sehr naiv und infantil. Gefahr, auf-*

grund grenzenloser aber unbewußter Erlösungssehnsüchte
sich unkontrolliert zu berauschen. Suchtprobleme.

Als Amy neun Jahre alt war, trennten sich ihre Eltern, nachdem der
Vater schon mehrere Jahre lang ein zuletzt bereits während der Ehe
mit Janis off nes Verhältnis zu seiner zweiten Frau Jane unterhielt.
Die Kinder nannten sie „Daddys Arbeitsfrau" Wenn man bedenkt,
daß Amy zu den Menschen gehörte, die sich schon früh in emotionalen Krisenzeiten selbst Verletzungen zufügen, um sich zu spüren,
daß sie sich emotional mit vermeintlicher „Unverletzlichkeit" panzer-
te und gleichzeitig über Jahre hinweg bulimisch/magersüchtig war;
daß sie nahezu jedes Leid mit Drogen betäubte und die sich noch
dazu über weite Strecken völlig regressiv und naiv zeigte, und daß
sie am Ende Erlösung fand, indem sie sich völlig „weggebeamt" hat
(4,16‰ Alkohol im Blut), kann man schon vermuten, daß das etwas
mit dieser Mondstellung zu tun haben könnte, zumindest im Sinne
einer symbolischen Entsprechung.
Womöglich hat sie sich sogar selbst erlöst...

Es gibt durchaus in Amys Horoskop noch einige weitere Besonder-
heiten, etwa die Tatsache, daß sich alle Planeten in der oberen, der
Taghälfte befinden, was eigentlich für die Dominanz des Bewusst-
seins über das Unbewusste spricht und auf den ersten Blick nicht
so recht zu passen scheint oder auch die Tatsache, daß alle Planeten
„paarweise" auftreten, also jeweils zwei in Konjunktion stehen. All
das würde eine genauere Analyse erfordern würde, die ich hier nicht
leisten kann und will. Schließlich ist das keine Arbeit über Astrologie.
Hingegen halte ich es für möglich, den beschriebenen Mondkomplex
im 12. Haus bzw. die Eigenschaften, die ihm zugeschrieben werden,
mit dem Repertorium zu fassen (oder es wenigstens zu versuchen)
und zu überlegen, ob das zu Amys Psyche passen könnte.

Das soll hier mit aller Vorsicht geschehen. Schließlich wollen wir
weder die Homöopathie mit Astrologie beweisen noch umgekehrt,
sondern versuchen, herauszubekommen, welche(s) homöopathische
Mittel für Amy gepaßt haben könnte(n).

1	Gemüt - abhängig von Anderen	8
2	Gemüt - beeindrucken, empfänglich Für Eindrücke; leicht zu	52
3	Gemüt - Gefühle, Emotionen, Gemütsbewegungen - unsicher in Bezug auf seine Gefühle; ist sich	1
4	Gemüt - Heimweh	88
5	Gemüt - Selbstvertrauen - Mangel an Selbstvertrauen - Kindern; bei	3
6	Gemüt - Suchtgefahr	1
7	Gemüt - Unsicherheit; geistige	44
8	Gemüt - Unwirklich - alles scheint	36
9	Gemüt - Verlassen zu sein; Gefühl	166
10	Gemüt - Verstecken - sich	42

	carc.	dulc.	puls.	staph.	ign.	aur.	calc.	ruta	ars.	sil.
	6/9	6/9	5/12	5/7	4/7	4/7	4/7	4/7	4/6	4/6
1	2		3							1
2	3	1	3	2	1	1	3		2	2
3		3								
4	1		1	2	3	2	2	1		2
5	1									
6	1									
7		1		1				2	1	1
8		1		1				2		
9	1	2	3		2	3	1	2	2	
10		1	2	1	2	1	1		1	

Wohlgemerkt ist das eine „Repertorisation" des Geburtshoroskops, insbesondere des beschriebenen Mond-Komplexes, und damit nur indirekt von Amy. Gleichwohl erkennt man doch einiges von Amy.

Daß hier Carcinosinum an erster Stelle steht, verwundert nicht. Die Sehnsucht nach Rückkehr ins vermeintliche Paradies, die Sehnsucht nach Erlösung, ist diesem miasmatischen Mittel durchaus immanent. Menschen, die Carcinosinum brauchen, fühlen sich oft völlig verloren. Selbst wenn sie überbehütet sind – gefühlsmäßig bleiben sie unterernährt! Genau wie der Mond im 12.Haus. Hensel meint, im Hause Neptun ginge der Mond völlig verloren – er hat keine Heimat mehr. Für den Mond bedeutet das ein Drama. Suchtprobleme sind nicht selten vorprogrammiert.

In seiner Identitätslosigkeit geht er auf die Suche (Sucht) nach einer anderen Identität. Dabei begibt er sich in eine falsche Vorstellungswelt: junge Frauen leben dann oft in der Vorstellungswelt ihrer Mutter; junge Männer in der des Vaters, aber auch umgekehrt. Das kann bis hin zu totaler Gleichschaltung oder ins genaue Gegenteil führen. Das Überleben wird in jungen Jahren durch Verhinderung der Ausbildung einer eigenen Identität sichergestellt. Was zunächst als Schutz fungiert, wird aber später zum Hindernis des eigenen Entwicklungsweges.

Ein Ausweg aus der Misere findet laut Hensel oft erst in der zweiten Lebenshälfte statt. Erst wenn die Konkurrenz mit dem eigenen Elternteil ins Bewusstsein tritt, kann die Herausforderung (der Konkurrenzkampf) aufgenommen und erlöst werden. Das erfordert jedoch oft die Bewusstmachung und Anerkennung einer lang gelebten Lebenslüge. Die Bewußtmachung war Amy nicht mehr möglich. Sie starb noch in ihrer ersten Lebenshälfte. Ihre Erlösung fand im Tod statt.

Lange vor ihrem Tod, am Tag, als ihr Vater die Familie verließ, suchte sie, hier noch mit Hilfe von kindlichem Pragmatismus, nach einem anderen Ausweg, man könnte auch sagen, sie suchte sich Übergangsobjekte. Was zunächst mit einem Hamster begann, weitet sich später zu einer unzähligen Anzahl an Katzen aus (u.a. Carcinosinum), die in Amys jeweiligem Zuhause, allerdings von ihr nicht wirklich umsorgt, umherstreunten. Wer weiß, vielleicht waren ja auch die zahlreichen Liebhaber nur Übergangsobjekte in einem ständigen Kampf der Sehnsucht nach Geborgenheit und gleichzeitiger Autonomie. Einen Kampf, den auch Amys Mutter schon geführt hat.

„Dad's gone – can we get a hamster?"

Eine absolute Übereinstimmung im Verhalten von Tochter und Mutter in Bezug auf enormen Leidensdruck und Leidensfähigkeit beschreibt Amys Mutter in Ihrem Kapitel *Dads gone – can wie get a hamster*. In diesem Kapitel geht es u.a. um die plötzliche Entdeckung von Janis, daß sie von Mitch schon jahrelang (?) betrogen wurde und die daran anschließende Trennung, sowie die Reaktion der Kinder auf die Trennung. Janis beschreibt ihre eigene Reaktion auf diese sicher enorme Kränkung wie folgt:

> *I had confided to good friends in the month leading up to our split but I had not fallen apart. I'd persisted in telling myself, and those close to me, that I was OK. "I'm all right, I Deal with it, I'm fine, don't worry about me" – this was my default mantra. Looking back, I was paddling franticaly underneath, just managing to keep my Head above water. Those words came back to haunt me later when Amy became ill. She used exactly the same act – I'm fine, don't worry about me' – I the darkest days of her addiction and in the year before she passed away, and I identified with it immediately.*

> *(Janis Winehouse: „Loving Amy - A mothers story")*

Egal, wie miserabel es ihr gehen mag; Amys Beschwichtigungsgeste an ihre Mutter lautet: *Mach Dir keine Sorgen, es geht mir gut.* Die Mutter scheint diese rührende Geste in Erinnerung an sich selbst dankend annehmen. Wenn Janis dieses krampfhafte „Sich-über-Wasser-Halten" – wie sie sagt – tatsächlich aus ihren eigenen Befindlichkeiten heraus kannte, hätte sie eigentlich wissen müssen, daß Amy dringend Hilfe benötigt, weil ihr das Wasser, bzw. der Alkohol bis über den Hals stand und sie bereits am Untergehen war.

Was das Untergehen betriff , könnte ich mir einen Vergleich mit den Horoskop-Daten anderer Musiker aus dem „Club 27" interessant vor-

stellen – auch wenn diese astrologisch-psychologischen Deutungs-
ebene nicht unbedingt und vollständig im Sinne von C.G. Jung wäre:

*Es genügt den Primitiven nicht, die Sonne auf- und unter-
gehen zu sehen, sondern diese äußere Beobachtung muß
zugleich auch ein seelisches Geschehen sein, das heißt die
Sonne (und der Mond – d. A) muß in ihrer Wandlung das
Schicksal eines Gottes oder Helden darstellen, der, im Grunde genommen, nirgends anders wohnt als in der Seele des
Menschen. Alle mythisierten Naturvorgänge, wie Sommer
und Winter, Mondwechsel, Regenzeiten und so weiter, sind
nichts weniger als Allegorien eben dieser objektiven Erfah-
rungen, sondern vielmehr symbolische Ausdrücke für das
innere und unbewußte Drama der Seele, welches auf dem
Weg der Projektion, das heißt gespiegelt in den Naturereig-
nissen dem menschlichen Bewußtsein faßbar wird.*

Jung,C.G.: „Über die Archetypen des kollektiven Unbewußten"

Doch was macht die Seele der Menschen selbst aus? Und gibt es See-
len-immanente Verhaltens-Muster? Ich habe mir in Bezug auf die
Archetypen-Lehre von C. G. Jung die Frage gestellt: Gibt es vielleicht
so etwas wie den Archetypen des „Ver- oder Entrückten"?! Oder den
Archetyp des ewig Suchenden (Sucht = Suche). Und könnte es womöglich sein, daß ein in dieser Weise waltender Archetyp als kollek-
tives Unbewußtes, die Entstehung von psychischen Krankheiten be-
günstigt, und psychischen Dispositionen zutage bringt, wie sie zum
Beispiel den Protagonisten des „Clubs 27" zu eigen sind, wenn auch
in unterschiedlicher Ausformung bzw. unterschiedlicher Symbolik?!
Bei C.G. Jung habe ich dazu folgendes gefunden (die Thematik passt
für mich, auch wenn der Zusammenhang ein anderer war).

Insofern als eine Neurose eigentlich nur Privatsache ist,
nämlich ihre Wurzeln einzig in persönlichen Ursachen hat,
spielen Archetypen überhaupt keine Rolle. Wenn sie aber
eine Angelegenheit allgemeiner Inkompatibilität ist oder*

---

*Wenn ich es richtig verstehe, sieht Jung die Neurose als eine Form der Selbstentzweiung
und gleichzeitig als ein Signal für die Wiedervereinigung von Bewusstsein und Unbewußtem.

ein sonstwie schädlicher Zustand, der in einer relativ gro-
ßen Anzahl Individuen Neurosen verursacht, müssen wir
die Anwesenheit von Archetypen annehmen. Da Neuro-
sen in den meisten Fällen nicht nur Privatangelegenheiten
sind, sondern soziale Erscheinungen, müssen wir auch das
Vorhandensein von Archetypen in den meisten Fällen an-
nehmen: die Art Archetypus, die der Situation entspricht,
ist wiederbelebt, und als Ergebnis treten jene explosiven
und daher so gefährlichen Triebkräfte, die im Archetypus
verborgen sind in Aktion, was oft unübersehbare Ergeb-
nisse zeitigt. Ja, es gibt nichts Böses, dem Menschen unter
der Herrschaft eines Archetyps nicht anheimfallen können.

(ebenda)

Wie auch immer – kehren wir nach diesen Überlegungen zurück
zur Homöopathie und starten eine neue vorsichtige Repertorisation
anhand des Geburtsbildes, die auf dem auf S. 151 gezeigten ersten
Versuche gründet, aber doch schon auf die wirkliche kleine Amy zu-
geschnitten ist.

Amy Winehouse – Repertorisation des Geburtsbildes:

Ich glaube es war Peter Raba, der in seiner „Göttlichen Homöopathie"
einmal darauf hingewiesen hat, daß manche indische Homöopathen
jedem Neugeboren als „Homöopathischen Geburts-Gruß" und zur
Reinigung von „Erblasten" – bzw. von „miasmatischer Schuld" ein-
malig Sulphur C30 mit auf den Weg geben. Ähnliches wird auch mit
Calcium carbonicum versucht.

Was immer man von dieser (unhomöopathischen, da nicht oder kaum
individualisierenden) Praxis halten mag habe ich mir gedacht, daß es
womöglich auch für Amy einen homöopathischen (weil individuel-
leren) Geburtsgruß hätte geben können, einen, der ihr den Start ins
Leben leichter gemacht hätte, ja, der vielleicht sogar heilsam gewesen
wäre. Die Frage ist, woher man die hierfür nötigen Informationen
bekommt, denn es geht ja um den Zustand bei der Geburt.

Stichpunkte zur Repertorisation könnten sein:

– Heimweh
– Heimweh bei Kindern
– Verlangen von anderen abhängig zu sein
– das Gefühl, allein und verlassen zu sein
– Mangel an Selbstvertrauen Kinder
– Orientierungslos
– Geistige Verwirrung – *Alles erscheint fremd*
– *Alles erscheint unwirklich*
– Unfähigkeit Gefühle auszudrücken
– Unsicher in Bezug auf eigene Gefühle:
– Realitätsfern – alles erscheint unwirklich
– Falsches Selbstbild
– Abhängig von der Mutter – *abhängig von anderen*
– *Empfänglich für Eindrücke*
– Mangel an Selbstvertrauen
– Falsche Vorstellungswelt

Das kann man etwa mit folgenden Repertoriumsrubriken ausdrükken (es wurden drei verschiedene Analysemethoden angewandt):

1	Gemüt - Abhängig von anderen	8
2	Gemüt - beeindrucken, empfänglich für Eindrücke; leicht zu	52
3	Gemüt - Gefühle, Emotionen, Gemütsbewegungen - unsicher in Bezug auf seine Gefühle; ist sich	1
4	Gemüt - Getragen - Verlangen getragen zu werden	48
5	Gemüt - Heimweh	88
6	Gemüt - Selbstvertrauen - Mangel an Selbstvertrauen	182
7	Gemüt - Selbstvertrauen - Mangel an Selbstvertrauen - Kinder	3
8	Gemüt - Suchtgefahr	1
9	Gemüt - Unsicherheit; geistige	44
10	Gemüt - unwirklich - alles scheint	36
11	Gemüt - verlassen zu sein; Gefühl	166
12	Gemüt - verstecken - sich	42

	Summe der Symptome und Grade					Kleine Symptome und kleine Mittel						Hervorstechende Mittel				
	puls.	carc.	dulc.	ign.	staph.	carc.	kali-p.	falco-p.	positr.	vanil.	dulc.	dulc.	puls.	carc.	staph.	ign.
	22	20	20	16	16	13	9	9	9	9	8	1530	1005	870	740	685
1	3	2				2							3	2		
2	3	3	1	1	2	3	1		1	1	1	1	3	3	2	1
3			3								3	3				
4	1	1	1	3	2	1	1			1	1	1	1	1	1	1
5	1	1				1	2		1				1	1	2	3
6	2	2	2	1	1	2	1	1	1	2	2	2	2	2	1	1
7		1				1								1		
8		1				1								1		
9			1		1		1	1	1	1	1	1			1	
10			1				1			1	1	1			1	
11	3	1	2	2	2	1	1	1	1	2	2	2	3	1		2
12	2		1	2	1				1		1	1	2		1	2

Dulcamara – „von der Hitze in die Kälte" – die Geburt, ein radikaler Abnabelungsprozess

Anhand der obigen Repertorisation käme nach meiner Meinung abgesehen von Carcinosinum – was sicher immer mitschwingt – vor allem Dulcamara in Betracht. Ich tendiere deshalb zu Dulcamara, weil das ein wichtiges Mittel auch für die folgenden Lebensabschnitte von Amy bleibt. Laut Repertorisation käme noch Pulsatilla in Betracht, was wohl als zweite Wahl für das Kind Amy passen könnte, aber für die Erwachsene kaum noch in Betracht kommt. Allenfalls könnte man noch Staphisagria als Alternative auch für spätere Lebensphasen ansehen, aber auch da bin ich skeptisch.

Wenn ich bedenke, daß man bei der Geburt definitiv von der Hitze in die Kälte kommt und es sich noch dazu um einen „radikalen Abnabelungsprozess" (D. Elendt) handelt und beides als Auslöser einen Dulcamara Zustand verursachen kann, wundere ich mich bei Amy nicht. Die Frage ist, wie jedes Neugeborene diesen in der Tat radikalen (denn er nimmt uns die physiologische Radix – die Nabelschnur) Prozess physisch und psychisch verarbeitet. Spätestens hier fängt für manche bereits ein Leidensweg an, dessen letzte Ursache wir nicht einmal immer benennen können, geschweige denn immer vermeiden.

Amy – Gerade geboren und schon „Lost in Space"?

Amy war laut berechnetem Geburtstermin vier Tage übertragen. Die Mutter gebar betäubt von Lachgas. Da sie nach der Geburt völlig erschöpft war, wurde das Kind sofort auf die Säuglingsstation gebracht. Laut zahlreichen unterschiedlichen Überlieferungen hatte Amy ihr Leben lang Probleme damit, Termine einzuhalten und kam eigentlich immer entweder gar nicht oder (viel) zu spät – oft sehr zum Leidwesen derer, die – warum auch immer – auf sie warteten.

Folgt man den Ausführungen von Borwin Bandelow, der sich u.a. in seinem Buch „Celebrities – Vom schwierigen Glück berühmt zu sein" intensiv mit Persönlichkeitsstörungen insbesondere berühmter Persönlichkeiten auseinandergesetzt hat, ist u.a. *notorisches Zuspätkommen* ein Charaktermerkmal von histrionischen Persönlichkeiten und gehört zu den Borderline Störungen. (Borwin Bandelow: „Celebrities. Vom schwierigen Glück berühmt zu sein")

> *Es geht um die Kontrolle der Umwelt, darum, stark und unabhängig zu sein, und es geht um Dominanz. Sich selbst anzupassen, fällt Dulcamara Menschen schwer. Gefälligst sollen sich die anderen anpassen. D. Elendt: „Psycho... II"*

Ob das „Zuspätkommen" mit der „Rücksichtslosigkeit" zu tun hat, die Dulcamara oft innewohnt, sei zunächst dahingestellt. Vielleicht ist es auch getragen von der unbewussten Angst oder Ahnung, letztendlich nirgendwo jemals richtig anzukommen und deshalb dieses Gefühl bzw. die Tatsache des nie wirklich Ankommens einfach so weit wie möglich vor sich her zu schieben.

In diesem Sinne frage ich mich: Was bedeutet eigentlich Rücksichtslosigkeit? Beinhaltet Rücksichtslosigkeit vielleicht die Erkenntnis, daß man nicht zurückschauen darf, weil die Vertreibung aus dem Paradies sowieso unumkehrbar ist? Weil die einst gebärende, gebende Mutter von damals nicht die erziehende, fordernde Mutter von heute ist? Weil möglicherweise sogar das „Schwangerschaftsversprechen" des rundum geschützt- und aufgehoben-Seins" nicht gehalten wurde, da es in der real existierenden Welt nicht gehalten werden konnte? Liegt hier das Dilemma jedes Mutter-Kind-Verhältnisses?

Daß das möglicherweise der Grund ist, warum Parzival seine sterbende Mutter verläßt und auszieht, um Ritter zu werden, hat Dieter Elendt in seinen Ausführungen zu Dulcamara als Beispiel beschrieben. Hier wird die Rücksichtslosigkeit zum erlösenden Schritt, um die eigene Ich-Werdung möglich machen. Ob die Herzenswärme wirklich fehlt, sei dahingestellt. Vielleicht ist sie auch nur von einem notwendigen Schutzpanzer im Kampf um das eigene Ich ummantelt. (vgl. Dieter Elendt: Psychodynamik...Teil II)

Bei Amy kamen später noch andere „Rücksichtlosigkeiten" im Sozial-Verhalten hinzu. Ganz besonders „rücksichtlos" aber war ihr Verhalten zu sich selbst, was nicht selten in Form mangelnder Anpassung, in selbstzerstörerischen Handlungen und dem Zwang, ständig Tabus zu überschreiten zum Ausdruck kam. Auch hier war die Rücksicht auf sich selbst für Amy möglicherweise unerreichbar geworden. Aus dem „girl with the guitar" war mit steigendem Ruhm zwangsläufig(?) ein glamour girl, eine femme fatale geworden. Jeder Rückblick war möglicherweise mit enormer Trauer und Schmerzen verbunden und konnte nicht zugelassen werden.

Auch wenn ich mir die Beschreibungen von ihren Eltern, ja sogar Amy selbst als Kind anschaue, trifft vieles auf Dulcamara zu.

Folgt man den Ausführungen von D. Elendt zum Arzneimittelbild von Dulcamara, so findet man unter anderem folgende auffällige Eigenschaften:

- Mangel an Selbstvertrauen (Dulc. lässt nicht zu, daß seine Person in Frage gestellt wird = Kompensation der Ich-Schwäche
- Verlangen gehalten zu werden (Dulc) *„Please, Daddy, knuddel mich"„(Amy)*
- Angst um seine Familie
- Verlorenheitsgefühl und große Unsicherheit
- Gefühl, verlassen zu sein
- Möchte Zuwendung und Unterstützung
- Verweilt bei unangenehmen Gedanken, verbunden mit Traurigkeit
- Diktatorisches Verhalten bei gleichzeitiger Servilität
- Heftigkeit
- Streitsucht /Reizbarkeit

Andererseits aber auch:

- Verlangen, Freude zu bereiten /Amy verwöhnte gern ihre Freunde, ließ sie aber auch schnell und erbarmungslos fallen
- Wechsel zwischen Dominanz und Nachgiebigkeit bei Amy äußerst ausgeprägt vor allem gegenüber ihrem Vater, der selbst unglaublich dominant ist
- Erhebliche Probleme mit Sozialverhalten
- Möchte kämpfen: vgl. „Some unholy war" Song von Amy Winehouse

Interessant ist auch, daß ein Auslöser für einen Dulcamara Zustand u.a. das Herabstürzen kalter Getränke (nach Überhitzung) ist.

Die Dulcamara-Beschreibung von Dieter Elendt trifft auf vieles von Amy zu. Nur die „Grausamkeit" fehlt oder richtet sich eben meist gegen sich selbst. Selbst das Allmachts-Gehabe von Dulcamara lässt sich bei Amy, die aus der erzwungenen Sykose des gnadenlosen Showbiz zunehmend in die Syphilinie abdriftet, in ihrem Verhalten wiederfinden

Amy sagte oft: ‚Das Gesetz gilt nicht für mich.‘ Und das meinte sie nicht als Scherz. Es war nicht so, daß sie sich für was Besseres hielt, im Gegenteil. Aber es war einfach wahr. Amy kam mit allem davon.

James, Tyler. Meine Amy: Ein Abschied in Worten

Die Macht, die damit einhergeht, daß man berühmt ist und Geld hat, ist verrückt, und sie [Amy d.A.] wusste das. Es gab Zeiten, in denen Amy in Pubs absichtlich etwas zerschlug – Gläser, einen Tisch, Spiegel; sie benahm sich wie ein Rüpel – und erlitt nie irgendwelche Konsequenzen. Sie testete ihre Grenzen aus, um zu sehen, wie weit sie gehen konnte, denn sie war clever. Bereits auf dem Höhepunkt ihres Ruhmes waren wir einmal in einer Bar in Soho, im Zentrum Londons, einer dieser netten Bars mit den Weingläsern, die an der Vorderseite des Tresens herunterhingen. Amy griff nach oben, strich mit der Hand an ihnen entlang, die Gläser fielen heraus und zerschellten auf dem Boden. Niemand sprach sie an, und wir gingen hinaus. Ich war entsetzt. „Warum hast du das getan?!“ „Weil ich einen Punkt machen wollte. Wie konnten sie mir das durchgehen lassen? Ruhm ist Blödsinn. Ruhm ist Bullshit. Ruhm ist lächerlich. Ich habe gerade eine Bar zertrümmert und niemand sagt was. […] Geld rettete Amy aus vielen Situationen. Sie hatte immer eine gewisse Gesetzlosigkeit an sich…

ebenda

Wer die Unbarmherzigkeit oder Provokation des Mittels sucht, findet sie womöglich auch im promiskuitiven Sexual-Verhalten von Amy, das sie vor allem unter Drogen gnadenlos ausgelebt hat. Ohne ihre Drogen war die „erwachsene“ Amy – sofern diese überhaupt zum

Vorschein kommen konnte – eher schüchtern, zurückhaltend, liebeswert, humorvoll, fürsorglich, sozial engagiert, mütterlich und gleichzeitig außerordentlich anlehnungsbedürftig (Carcinosinum!). Interessant ist auch, daß wir Dulcamara als eines von zwei Mitteln in einer wichtigen Rubrik finden: *„Zorn – abwechselnd mit – liebevollem Wesen"* (Dulcamara im dritten Grad, Crocus im ersten).

Die Sorge um die Familie galt für Amy vor allem ihrer Mutter. Janis war eine chronisch kranke, alleinerziehende, sehr selbstständige und beruflich ehrgeizige Frau, die in der gängigen Literatur fast immer als zwar freundliche, aber emotionsarme, pragmatische Person beschrieben wird. Daphne Barack hingegen sah in ihr eine charismatische Persönlichkeit mit dem sichtbaren Willen als attraktive Frau wahrgenommen zu werden. Doch Amy selbst hat angeblich zuweilen eine ihr verständliche emotionale Zuwendung vermisst.

> *Zeit ihres Lebens legte Amy großen Wert auf die Tatsache, daß sie von ihrem Vater mehr Aufmerksamkeit bekam als von ihrer Mutter, die offenbar alle „normalen" emotionalen Reaktionen und Verhaltensweisen mit den Amy etwas hätte anfangen können, vermissen ließ.*
>
> Alexander Schuller, Nicole von Bredow: „Amy Winehouse – Ihr viel zu kurzes Leben"

Dennoch machte sich Amy immer große Sorgen um ihre Mutter und fühlte sich für sie verantwortlich:

> *Amy tried to protect me from the reality of her life. She wanted to keep me as a „mummy" figure, untainted by everything she was experiencing. Amy had looked out for me from a young age, in particular after the breakdown of marriage to her father Mitchell, and I suspect, she didn't want to upset me [...]*
>
> „Loving Amy – A mothers story"

Das Verhältnis von Amy zu ihrem Vater wiederum schwankte zwischen absoluter Bewunderung und Unterordnung, zwischen abgöttischer Liebe und beißendem Sarkasmus, zwischen Rebellion und Unterordnung, je nach Drogenkonsum und anschließender Gemütsstörung. Der Vater selbst, unterhaltsam, aber auch ein getriebener Hitzkopf, der seine Tochter zum einen überbehütet, zum anderen scharf maßregelt, wenn sie „aus der Reihe tanzte", was ihr aber teilweise gefiel (zum Beispiel, wenn er den Ehemann aus ihrem Bett schmiß), wird oft beschrieben als hoch-emotionaler „Alleinunterhalter" mit cholerischen Zügen. Mitch stand selbst gern im Rampenlicht und Amy tat viel dafür, auch ihren Glanz auf ihn herabscheinen zu lassen, damit er sich in ihrem Licht spiegeln konnte (Mondprinzip??). Während sie allmählich im Drogenmeer unter den Blitzlichtern der Öffentlichkeit (ver-)schwand, erschien er als Strahlemann immer öfter auf den Brettern, die die Welt bedeuten.

> *Sie hatte überhaupt keinen Überblick über ihr Geld. Raye und Mitch hatten ihre Geschäfte bereits fest im Griff. Sie wollte keine neue Bleibe und hätte überhaupt nicht umziehen wollen; man schlug ihr den Umzug mit dem Gedanken vor, daß sie jetzt ein besserer Mensch war.*

James, Tyler. Meine Amy: Ein Abschied in Worten

Beide Eltern gaben oder „verkauften" sogar mehrfach intime Informationen über ihr Kind – womöglich aus getriebener Hilflosigkeit – an die Presse. Die Mutter ging später in ihrer Verzweiflung sogar so weit, daß sie in der Presse einen öffentlichen Appell an ihre Tochter schrieb, mit der Bitte, mit den Drogen aufzuhören und zu ihr nach Hause zu kommen. Welcher hilflose Versuch nach Verbesserung auch immer damit von der Mutter beabsichtigt war – in dieser Handlung, die wie ein Verrat anmuten muß, bewahrheitet sich wie so oft der Satz: *Das Gegenteil von gut ist gut gemeint.* Auch hier könnte Amy wieder singen: *Mama ...I can never go home anymore.*

An Dulcamara kann man mit Recht eine Ich-Schwäche wahrnehmen. Andererseits gilt aber Dulcamara als eines der diktatorischsten Mittel der Materia Medica. Wie passt das zusammen? Vermutlich haben wir es bei Dulcamara mit einer

Über-Kompensation der Ich-Schwäche

zu tun. Für Amy heißt das möglicherweise eine „Rebellin wider Willen" gewesen zu sein: Wie äußert sich das? Da wäre bei Amy zunächst ein großer Zwiespalt zwischen ihrer Großzügigkeit, Überversorgung und Bemutterung von anderen, zum anderen aber auch ein gerütteltes Maß an Aggressivität und Ablehnung inklusive eines extremen Hangs zu auto-aggressivem Verhalten und der Selbstverstümmelung durch Schneiden.

Love is a loosing game – in Amys Familie ein generationsübergreifendes Prinzip?

Das Damoklesschwert, das über den für mich teilweise sehr fragwürdigen Handlungsweisen der Winehouses schwebte, war meiner Meinung nach eine ständige Doublebind-Situation: zu einem das Hochhalten der Liebe und der Familie als wertvollstes Gut; zum andern eine Familie, die im Grunde fast von Anfang keine Familie mehr war, die zerrüttet war und bei der man sich fragen muß, ob „Love is a loosing game" nicht die generationsübergreifende Klammer hinter der Illusion der Liebe war. Ein Drama, welches die einzelnen Protagonisten immer wieder am eigenen Leib erlebt haben und das sie jeweils in ihrer Generation nachzuahmen scheinen.

> *The day after Amy was born, Mitchell came into the maternity [...] with his head in his hands he announced: 'Janis, there's something I've got to tell you.' I raised my eyebrows. I knew immediately that with that opener like anything that followed was not going to end well. He admitted to me that he'd lost his job a few days before. It wasn't exactly the news I wanted to hear. We'd just move the house. We had a bigger*

mortgage to manage, and I was cradling our new baby. But I'd known Mitchell since I was fourteen and I'd learned the hard way that as far as he was concerned, nothing would surprise me. [...] Mitchell was exciting – a risk taker. Being with him was always an adventure, and in the early days of our marriage we had good fun. In the maternity ward that day there was a part of me that knew He'd be back on his feed soon enough: still this was neither the Time nor the place for such news. I was relieved when Mitchell's mother came to the hospital and took Amy and me back to the relative quiet Osidge Lane where I felt safe and comfortable. Even now, our old house evokes the fondest memories of family for me.

Loving Amy – A mothers story

Spätestens hier wird deutlich, wie bedürftig Amys Mutter selbst war. Sowohl für Amy als auch für Janis gab es nur einen festen Anker in der Familie. Cynthia, die Mutter von Mitch, Amys Großmutter.

Cinthie would become a rock who provide me with practical and emotional support in years to come. In fact, she was a second mother to me.

Loving Amy – A mothers story

Cynthia starb 2006 an Lungenkrebs. Ihr Tod war neben der Trennung ihrer Eltern ein weiteres einschneidendes Erlebnis für Amy. Spätestens mit diesem Verlust hatte Amy sämtlichen Halt in der Familie verloren.

Amy liebte ihre Oma, [...] Sie war umwerfend, sah aus wie ein Filmstar. [...] Und wie stilvoll sie war. [...] Sie war selbst Sängerin gewesen [...] Amy stand ihrer Großmutter viel näher als ihrer Mutter. Ihre Mutter war reizend, aber unauffällig, mit einem sanften Charakter und somit das absolute Gegenteil von Amy.

James, Tyler. Meine Amy: Ein Abschied in Worten

Schauen wir uns noch einmal das Verhältnis von Amy, Janis und Mitch an.

Die Kapitelüberschriften in Janis Nachruf auf ihre Tochter sprechen eine deutliche Sprache. Das erste Kapitel heißt analog zu ihrem Spitznamen „Hurricane Amy", gleich gefolgt von „Child of mine". Auch hier wieder die Frage: Wo ist denn in ihrer Wahrnehmung der Vater, Amy ist doch schließlich:

Daddy's girl – wenn das nicht unter die Haut geht

> *Wir haben viele Fehler gemacht, aber unsere Tochter nicht zu lieben, gehörte nicht dazu.*
>
> Mitch Winehouse

Lieben oder nicht lieben, was meint das eigentlich? Ich habe einmal in einem spirituellen Ratgeber, „Der wunderbare Weg" von M. Scott Peck folgenden Satz gelesen, der mir bis heute im Gedächtnis geblieben ist. „Liebe ist, was Liebe tut". Heute bin ich mir nicht mehr sicher, ob das wirklich so stimmt. Oftmals ist Liebe eben auch, was Liebe nicht tut und damit wird es wieder zweischneidig.

Manchmal ist die Frage sicher auch, was nutzt uns all die Liebe der anderen, wenn wir sie nicht annehmen können. Vielleicht sogar deshalb, weil uns die dazu notwendige Eigenliebe aufgrund fehlgeleiteter oder falsch verstandener Fremdliebe abhandengekommen ist.

Wir haben viele Fehler gemacht, aber ...

Es ist unfair, einen Menschen zu verurteilen, wenn man die Umstände nicht wirklich miterlebt hat. Eine Verurteilung steht auch gar nicht in meiner Absicht. Aber es ist sicher erlaubt, all diese Fragen aufzuwerfen und auf die Unstimmigkeiten hinzuweisen. Bemerkenswert sind Verhaltensweisen oder Verhaltensunstimmigkeiten auch dann, wenn sie auch von anderen Menschen bemerkt werden.

> *Mitch clearly does care. His harrowing book, which came out in 2012, revealed his close relationship with Amy (some-*

times too close, to his embarrassment): she would talk to him about her fertility and wanting to have a baby, and once when she was in hospital, she sent him out for underwear, insisting he go to Agent Provocateur, the sexy lingerie shop. A tattoo on her left arm read "Daddy's Girl". If his account is true – and" there's no reason not to believe him, so detailed are the descriptions, based on carefully kept diaries, of the many times he kicked drug dealers out of her home, or took her to clinics, or just came running because she wanted him – it's clear that he wasn't an absent, uncaring father.

Daphne Barack

Auch der bereits erwähnte britische Dokumentarfilm „Amy – The girl behind the name" von Asif Kapadia ebenso wie die Ausführungen von Daphne Barack in „Saving Amy" und Amys Aussagen selbst, lassen an gut gemeinten Verhaltensweisen zweifeln. Amys Familie, allen voran Mitch Winehouse hat sich im Nachhinein empört von den Aussagen des Dokumentarfilmes distanziert und sich auch enttäuscht über Daphnes Äußerung gezeigt.

So wundert es nicht, daß kurz nach der Herausgabe des durchaus aufschlussreichen Bild- und Textbandes „Amy In My words" im April 2024 auch der Spielfilm „Back to black" von der Amy Winehouse Stiftung, deren Träger ja die Winehouses selbst sind, auf die Kinoleinwand gebracht wurde. Es scheint fast so, als hätte die Stiftung zuerst mit dem Buch und dann mit dem Spielfilm einen im wahrsten Sinne des Wortes „Wundervollen" Gegenentwurf auf die Leinwand gebracht, inklusive aller Inhalte, die Mitch in dem Dokumentarfilm von Asif Kapadia so offenkundig vermisst hat

"It was horrible," he says. When it ended, he went up to the film-makers, who were also there. "I told them that they were a disgrace. I said: 'You should be ashamed of yourselves. You had the opportunity to make a wonderful film and you've made this.'"

"The Guardian"

Nachdem Mitch sich von Kapadia im *schlimmstmöglichen Licht* dargestellt sah, äußerten sich die Filmmacher dazu wie folgt:

> *"When we were approached to make the film, we came on board with the full backing of the Winehouse family and we approached the project with total objectivity, as with Senna. During the production process, we conducted in the region of 100 interviews with people who knew Amy Winehouse; friends, family, former partners and members of the music industry who worked with her. The story that the film tells is a reflection of our findings from these interviews."*

Zur Illustration dieser tiefen Differenzen in der Wahrnehmung seien hier noch zwei Äußerungen Mitchs bzw. über Mitch abgedruckt:

> *I am painted as an absent father during her last years. I gave the impression the family weren't there. I felt sick when I watched it for the first time. Amy would be furious. This is not what she would have wanted.*
>
> Mitch Winehouse

In einem Interview, das Stuart Clark von Channel 4 mit Nick Shymansky dazu führte, stellte der Radio-Moderator dem ehemaligen Manager und Vertrauten von Amy die Frage:

> Was her dad in denial or just furthering his self interests?"

That's not really for me or you to conclude," Shymansky reflects. "I don't think he's as malicious as he is stupid. Everyone has an element of greed and he's a failed double-glazing salesman. He's a cabbie that packed in his job as soon as *Back To Black* blew up under the guise of needing to be there for his daughter. I think that he got carried away. He loved her, but has always wanted a singing career of his own. She definitely loved him. Mitch lost his daughter and, for that reason in the film, I don't go into the depths of what I think of him or how he handled stuff. It wasn't an exercise in adding to his grief."

Noch einmal: Familiäre Hintergründe – Die Frage nach der Schuld

Es gibt keine Sünde (Schuld A.E.), nur Irrtum; keine Strafen, nur Folgen.

(Ernest Holmes)

Wenn jemand wegen der Familie nicht gesund werden kann, aber ein Geschwister hat, das mit den familiären Verhältnissen zurechtkommt, wir übermächtig ist dann der krankmachende Einfluss der Familie?

(F. Swoboda:
„Familiäre Verhältnisse – Hindernisse der Heilung
oder Ausrede des Arztes?")

Die Frage ist berechtigt. Gibt es also womöglich noch andere Kräfte, die in der Lage sind, pathologische Handlungsmuster hervorzubringen, Handlungsmuster, die Drogenkranke in ähnlicher Weise prägen, wie Menschen mit manisch-depressiven Züge, schizoaffektiven Psychosen und mehr? Steckt hinter alldem vielleicht sogar eine genetisch bedingte Disposition? Borwin Bandelow sagt „Ja" und spricht in diesem Zusammenhang von der Borderline-Störung.
Wohlgemerkt soll hier nicht gesagt werden, die Borderline-Störung sei genetisch verursacht, sondern daß genetische Faktoren neben psychischen Einflüssen eine gewisse Rolle spielen (wie es auch bei anderen Störungen der Fall ist) und daß daher der familiäre Einfluss in unserem nosologischen Denken eine gewisse Relativierung erfahren kann.

P Bandelow hat sich in seinem Buch „*Celebrities*" („*Stars und Sterne*"
d. A.) mit einer beachtlichen Auswahl von prominenten Künstlern
u.a. auch mit dem „Club 27" auseinandergesetzt, die laut seinen Un-
tersuchungen allesamt in ausgeprägtem Maße nahezu sämtliche Kriterien einer Bordeline Störungen aufweisen. Dabei verwendet er die
folgende Definition der Borderline-Störungen:

**Definition Borderline - Persönlichkeitsstörung nach DSM-
IV (Diagnostic and Statistical Manual of Mental Disorder)**

*Kennzeichnend für Borderline-Störungen sind unbeständige zwi-
schenmenschliche Beziehungen, Störung des Selbstbildes, unkontrollierte Emotionen, Neigung zu impulsiven Handlungen. Die Symptome beginnen im frühen Erwachsenenalter. Mindestens fünf von
der folgenden neun Kriterien müssen erfüllt sein:*

– *Starke Angst vor dem Alleinsein oder Verlassenwerden*
– *Unbeständige zwischenmenschliche Beziehungen mit ei-
nem Wechsel zwischen Extremen der Idealisierung und
der Abwertung*
– *Unbeständiges Selbstbild*
– *Impulsives, unüberlegtes selbstschädigendes Verhalten,
zum Beispiel leichtfertiges Sexualverhalten, gedankenlose
Geldausgaben, Alkohol und Drogenmissbrauch, risiko-
freudiges Autofahren oder hemmungsloses Essen*
– *Häufige Selbstverletzung oder Suizidversuche*
– *Starke, wechselnde unberechenbare Stimmungen, extre-
me Unzufriedenheit, Reizbarkeit, Angst*
– *Ständige Leergefühle*
– *Übermäßige unkontrollierbare Wut oder Streitbarkeit*
– *Seltene unter Stress auftretende und vorübergehende
Wahnvorstellungen oder schwere dissoziative Symptome
(d.h. eingebildete Krankheitssymptome wie Lähmungen,
Trancezustände, Gedächtnislücken oder das Gefühl meh-
rere Personen zu sein)*

Diese Definition ist zwar sicher zutreffend, sie ist aber, wie im DSM üblich, fast ausschließlich von deskriptivem Charakter. Es macht daher m.E. Sinn, auch die originalen Kernberg-Kriterien mit einzubeziehen, da diese sowohl deskriptiv als auch psychodynamisch orientiert sind:

- *Angst*
- *Polysymptomatische Neurosen*
- *Polymorph-perverse Tendenzen im Sexualverhalten*
- *Klassische präpsychotische Persönlichkeitsstrukturen*
- *Impulsneurosen und Suchten*
- *Charakterstörungen von niedrigem Strukturniveau*
- *Unspezifische Zeichen von Ich-Schwäche*
- *Primärprozesshafte Denkformen*
- *Spezifische Abwehrmechanismen...*
- *Pathologische verinnerlichte Objektbeziehungen.*

Im Folgenden soll versucht werden, diese Kriterien bei Amy zu fassen und repertorial auszuwerten:

1	Gemüt - Abhängig von anderen	16
2	Gemüt - Alkoholismus	154
3	Gemüt - Angst - Familie, um seine	38
4	Gemüt - Anorexia nervosa	68
5	Gemüt - Beschwerden Durch - Bevormundung - lange Zeit, für	11
6	Gemüt - Beschwerden durch - Kränkung, Demütigung	79
7	Gemüt - Demütigung; Gefühl von	5
8	Gemüt - Drogen - Verlangen Nach - psychotropen Drogen; nach	12
9	Gemüt - gefühllos, hart	57
10	Gemüt - gehalten - Verlangen, gehalten zu werden	28
11	Gemüt - Morphiumsucht	34

12	Gemüt - Selbstvertrauen - Mangel an Selbstvertrauen	205
13	Gemüt - spontan, impulsiv	59
14	Gemüt - verlassen zu sein; Gefühl - Isolation; Gefühl von	77
15	Gemüt - verstümmelt seinen Körper	41
16	Gemüt - Wille - widersprüchlich	19
17	Gemüt - Zerrissenheit der Person; Persönlichkeitsspaltung	3
18	Weibliche Genitalien - sexuelles Verlangen - vermehrt	241
19	Allgemeines - Narkotika - Verlangen nach	7
20	Gemüt - Bulimie	93

	ars.	carc.	heroin.	phos.	nux-v.	sep.	lach.	puls.	aur.	calc.
	13/18	13/17	13/13	13/13	12/20	12/18	11/19	11/17	10/15	10/15
1	1	2		2	1	1		3		
2	1	1	1	2	2	2	2	1	2	2
3	1	1	1	1				1		1
4	3	1		1		1	1	1	1	1
5		1				1				1
6	1	2	1	1	2	1	2	2	2	1
7		2	1							
8					1		1		1	
9	1		1		3	2	2			
10	2			1	2	2	1			
11	1		1	1	1	1	2	1	1	1
12	1	2	1	1	2	1	1	2	2	1
13	2	1		1	1		1	3	2	
14		1	1	1				1		
15	1	1	1	1	1		1			1

	ars.	carc.	heroin.	phos.	nux-v.	sep.	lach.	puls.	aur.	calc.
	13/18	13/17	13/13	13/13	12/20	12/18	11/19	11/17	10/15	10/15
16			1		1					
17			1						1	
18	2	1	1	3	3	2	3	3	1	3
19			1							
20	1	1		1	1	3		1	1	3

Das ist etwas, was man in der Homöopathie eigentlich nicht tut: Symptome, die zu einer Diagnose passen, repertorisieren, denn dann bewegen wir uns im Kreis: Zur Diagnose passen bestimmte Symptome, wenn ich diese wähle, bestätige ich die Diagnose. Interessant sind allerdings die Mittel, die an der Spitze zu sehen sind (außer Arsenicum album, was wahrscheinlich nicht das für Amy passende Mittel ist). Zu Carcinosinum habe ich weiter oben schon ein paar Bemerkungen gemacht.

Neu ist hier Heroinum (und interessant, da es ja zu Amys Lieblingsgiften gehörte). Das bedeutet immerhin, daß sie sich selbst ihr Heilmittel verordnet hat, allerdings in der Form von Gift. „Pharmakon" heißt ja beides.

Warum hat Heroinum hier als Gift gewirkt und nicht als Heilmittel? Beide möglichen Antworten sind von Paracelsus:
Da ist zum einem die Abhängigkeit der Giftwirkung von der Dosis (die Hahnemann dazu brachte, mit den Verdünnungen zu experimentieren).
Die zweite Antwort lautet:

> Wenn der verkehrte Mann das rechte Mittel verordnet, wirkt das rechte Mittel verkehrt.

Ja, es war die falsche Frau, die Amy Heroinum verordnete: sie selbst (das gälte auch für homöopathische Potenzen).Oder anders gesagt: Wenn ich einem Freunde von meinem Schmerz erzähle und er antwortet darauf „Komm, lass uns ein Bier trinken gehen", so ist das etwas völlig anderes als wenn ich mir isoliert das Hirn wegballere.

Nun ist Heroinum als homöopathisches Arzneimittel leider noch wenig geprüft. Im Folgenden gebe ich Auszüge aus einer Prüfung von J. Snowdon wieder, der als Hauptthema von Heroinum Isolation sieht. Wenn man bedenkt, daß Grenzgänger sich immer am Rande der Gesellschaft bewegen, auch wenn sie in ihr agieren, geht damit immer ein Ausgegrenzt-Sein und somit eine innere Isolation einher.

Heroinum: Isolation als Essenz

- *Gefühl, ein Ausgestoßener zu sein, von der Gesellschaft verachtet*
- *vielfach vom Gesetz verfolgt*
- *Scham, Furcht davor, beleidigt zu werden*
- *Beschwerden durch Kränkungen mit Zorn*
- *Selbstverachtung:*
- *zornig und kritisch in Bezug auf sich selbst*
- *frustriert, zornig und unfähig, sich selbst zu verzeihen*
- *Widersprüchliche Willen*
- *Kreativität leidet aufgrund des Mangels an Verständnis und Kooperation durch andere*
- *Gewalt gegen sich selbst oder andere*
- *SUCHTVERHALTEN – Alkoholismus, Betäubungsmittelmissbrauch, sexuelle Süchte, Essstörungen.*
- *Gewalt während des Geschlechtsverkehrs als Zeichen exzessiver Leidenschaften,*
- *Sexuelle Manie, besonders bei Frauen.*
- *Apathie: Schwierigkeiten, sich zu konzentrieren*
- *Mangel an Begeisterung.*
- *Träume: Furcht und Gefahr / Unfälle / Zusammenstöße sich durch Autoritäten, die Polizei usw. bedroht fühlen*

Schwankende Boote / Schwierigkeiten auf Reisen
- *der Wunsch nach sofortiger Befriedigung, ohne etwas dafür tun zu müssen.*
- *Gegensatz zwischen der Intensität der Leidenschaft und der Taubheit und dem Mangel an Gefühl*

Amy + 27 + Borderline? Willkommen im Club!

> *I hate Mom*
> *I hate Mom*
> *Mom hates Dad*
> *It simply make you want to be so sad*

(Gedicht von Kurt Cobain geschrieben im Alter von 9 Jahren)

Geprägt hatte den Begriff des Clubs der 27 angeblich Kurt Cobains Mutter, die nach seinem Tod in einem Interview gesagt haben soll:

> *Jetzt ist er von uns gegangen und diesem blöden Klub beigetreten. Ich habe ihm noch gesagt, er soll diesem blöden Klub nicht beitreten.*

(Borwin Bandelow: „Celebrities")

Doch was hat es auf sich, mit der Zahl bzw. dem „Club 27" und der Borderline-Theorie?

> *Als Kurt Cobain in seiner Garage starb, war er 27. Das passte zu ihm. Denn auch Janis Joplin starb mit 27 an einer Überdosis. Der Stones-Gitarrist Brian Jones ertrank mit 27 unter dem Einfluss von Drogen und Alkohol im Swimmingpool. Jimi Hendrix, der mit 27 an einer Intoxikation starb, wurde am 27. November geboren. Jim Morrison starb mit 27, in der 27. Woche des Jahres 1971, und zwar 13 x 27 Tage nach Jimi Hendrix. Nancy Spungen, die von*

Sid Vicious im Drogenrausch ermordet wurde, wurde am
27. Februar geboren.

(Borwin Bandelow: „Celebrities...")

Auch Amy Winehouse hat sich noch in ihrem 27. Lebensjahr mit ihrem tragischen Tod in den Mythos des „Club 27" eingereiht.
Zufall? Wenn man die biographischen Daten und Verhaltensweisen der einzelnen Protagonisten miteinander vergleicht, ist die Todeszahl 27 bei weitem nicht die einzige Tragödie, die diese faszinierenden Menschen miteinander vereint: Exzessive Selbst- aber auch Fremdzerstörung, unkontrollierte Gefühlsausbrüche, Ausbrüche, Depressionen sowie exzessive Drogensucht und Polytoxikomanie findet man bei ihnen allen.

> *Die Künstler vom „Club 27" litten wahrscheinlich alle unter einer Borderline-Störung. Ich habe wissenschaftliche Patientenstudien ausgewertet, die ergaben, daß die Störung ab einem Alter von 13 Jahren ansteigt und mit 26,9 Jahren am schlimmsten ist. Danach sinkt die Kurve wieder ab. Borderline-Störungen haben im Alter von 26,9 Jahren durchschnittlich ihre schwerste Ausprägung.*

(ebenda)

Warum konnte Amy Winehouse niemand helfen?

Anlehnend an seine Thesen zu den Charakteristiken von Borderline Persönlichkeiten, hat Bandelow auch Amy bereits im Jahre 2008 in einem Interview mit „Vanity Fair Online" nur geringe Chancen auf eine Genesung vorausgesagt.
An dieser Stelle muß ich einfügen, daß ich es für sehr bedenklich halte, wenn ein Psychiater oder Psychotherapeut sich öffentlich zu Diagnose und Prognose von psychischen Störungen von konkreten lebenden Menschen äußert. Wahrscheinlich sollte man nicht einmal um die Erlaubnis fragen. Aber heute sind diese Äußerungen nun einmal da und nach Amys Tod darf man sie durchaus weiter verwerten.

Sie (Amy Winehouse) leidet an einer Borderline-Störung mit einer so genannten Polytoxikomanie (Abhängigkeit von Heroin, Kokain, Ecstasy, Ketamin und Alkohol) und Magersucht [...] Menschen, die unter emotional instabilen Persönlichkeitsstörungen leiden, lassen sich durch nichts wachrütteln. Nicht durch medizinische Notfälle, enge Freunde, die sie an Drogen verloren haben, Gefängnisstrafen, peinliche Medienberichte oder abgesagten Tourneen. Der Suchtdruck bei einer Abhängigkeit von mehreren Drogen ist so stark, daß sie ihm nicht standhalten können

(Bandelow)

Vergleicht man Amy mit Kurt Cobain, lassen sich folgende Parallelen finden:

Kurt war ein fröhliches Kind, er lächelte immer und konnte kaum den nächsten Tag erwarten. Aber alles änderte sich, als er sieben Jahre alt war wurde. Seine Eltern, eine Cocktailmixerin und ein Automechaniker, ließen sich scheiden. Kurt wurde zwischen vier Verwandten ständig hin- und hergeschoben. Später sagte er, daß er sich von niemandem wirklich geliebt fühlte. Er zog sich zurück, wurde immer schwieriger und aggressiv gegen Gleichaltrige. Kindepsychiater diagnostizierten ihn als „hyperaktiv", und er mußte mit dem Medikament Methylphenidat behandelt werden.

(Bandelow)

Auch Amy wird vor allem von ihrem Vater als ewig lächelndes, ungestümes und fröhliches Kind beschrieben. Sie hatte eine äußerst kreative Ader und begann schon früh zu singen und zu schreiben und hielt ihre Erlebnisse in Notizen und selbstgemalten Bildern und Gedichten fest. Ihr Markenzeichen waren rote Herzchen, die sich nahezu auf jedem Dokument finden.

Auch führte sie später akribisch Listen für alles Mögliche. Vermutlich dienten ihr diese selbstgemachten „Papiergerüst" dazu, die Kontrolle über ihr Leben zu behalten. Ebenso wie die Putzwut, die sie später dann immer wieder anfallsweise überkam, und die durch Freunde gut dokumentiert ist. Auch das „außer Kontrolle Geraten" ist bei Amy ein Charaktermerkmal, daß sie schon als Kind und Jugendliche begleitet hat. Das ging so weit, daß Sie schon mit 14 Jahren Antidepressiva bekam.

An dieser Stelle möchte ich doch noch einmal zurück kommen zu dem bisher kurz erwähnten Geburtshoroskop. Wenn es so ist, daß die Tatsache, daß sich bei Amy alle Planeten in der Taghälfte befinden, der Betonung des Bewussten entspricht, dann passt das gut zu diesen Methoden, die Kontrolle zu behalten bzw. zu erlangen. Darauf, daß unbewusste Abläufe zu ihrem Vorteil vonstatten gehen, konnte sie sich einfach nicht verlassen. Homöopathisch kann man das mit dem Arzneimittel Arsenicum album in Verbindung bringen, welches in der vorigen Repertorisation den vordersten Platz eingenommen hat, welches ich aber zunächst ausschließen wollte. Vielleicht hat Amy tatsächlich etwas von diesem Mittel und ich konnte das zunächst nicht sehen.

Wenn man bedenkt, daß Amy wie so viele Künstlernaturen ohne Drogen durchaus auch die Charakterzüge eines gesunden „Phosphor-Typus" hätte aufzeigen können (Phosphor ist ja auch laut Repertorium ein mögliches Mittel), ist die Verbindung von der kranken Amy zu Arsenicum album nicht so fern (auch im Periodensystem). Ich habe in meiner Praxis einige Male Phosphor-betonte Menschen erlebt, die unter pathologischen Veränderungen ihrerselbst in einen Arsen-Zustand gekommen sind, gerade was Angst und Kontrolle betrifft. Phosphor zündet die Kerze an beiden Enden an, man könnte fast sagen, Arsen ahnt hier bereits die damit verbundene schnell fortzündelnde Todesgefährdung und reagiert mit panischer Angst bei gleichzeitig erhöhten Kontrollmechanismen. Da sowohl Angst als auch Kontrolle zuweilen lebensrettend sein können, könnte Arsen hier das Simile für eine kranken Phosphorzustand sein. Eine lebensrettende Arsen-

Maßnahme wäre dann womöglich sogar die Angst von Arsen, Fremd-Substanzen oder Medikamente einzunehmen.

> *Amy war schon mit vierzehn Jahren auf Antidepressiva.*
> *Es stand mir damals nicht zu, das zu sagen, aber noch heu-*
> *te denke ich, daß das keine Lösung für Vierzehnjährige ist.*
> *Ich weiß nicht, ob ihr die Medikamente damals geholfen*
> *haben oder nicht, aber weil sie Jahre später wieder danach*
> *verlangte, kann es schon sein, daß das anfänglich so war.*
> *Doch wie ich sehr wohl weiß, brachte man ihr schon in jun-*
> *gen Jahren bei, daß man seinen Kopf mit Chemikalien klar*
> *bekommt und nicht, indem man mit jemandem darüber*
> *redet.*
>
> (James, Tyler. Meine Amy: Ein Abschied in Worten)

Dazu Borwin Bandelow in einem Interview mit der „Morgenpost on-line":

> *Bei Amy Winehouse äußerte sich das in Drogen- und Alko-*
> *holabhängigkeit, Magersucht und Selbstverletzung. Keine*
> *andere Krankheit vereint alle drei Symptome. Auf ihrer*
> *Homepage bezeichnet sich Amy Winehouse selbst als Bor-*
> *derliner [...] Wichtig ist zu verstehen, daß sie genau wie*
> *Robbie Williams die Probleme schon hatte, bevor sie be-*
> *rühmt wurde und wohl gerade wegen dieser Erkrankung*
> *eine begnadete Sängerin wurde. [...] Borderline ist sehr*
> *schwierig zu behandeln. Das geht nur mit einer Psychothe-*
> *rapie und Medikamenten. Die Entmündigung von Britney*
> *Spears durch ihren Vater und der Klinikaufenthalt haben*
> *sie gerettet. Amys Vater hat es auch versucht, aber ohne*
> *dauerhaften Erfolg.*

Nick Shymansky, langjähriger Manager (1999 bis 2006) von Amy, der ihre Probleme frühzeitig erkannt hat, wollte Amy nach ihrem ersten schweren Zusammenbruch, der nach der ersten Trennung von Blake stattfand, in eine Klinik einweisen lassen. Amy holte sich daraufhin den Rat des Vaters ein, der die Situation zu jener Zeit offensichtlich noch verharmlost hatte. Er sagte Amy, sie müsse nicht gehen.

"You haven't got a problem. You're just a bit heartbroken."

(Mitch in dem erwähnten Interview mit Shymansky auf Channel 4)

Shymansky dazu:

> *So, basically, everthing I was trying to do went out of the fucking window. Mitch is the only person that could have stopped it. Why he chose not to is unfortunately an irrelevant question now.*

In zunehmenden Verlauf der Tragödie hat Mitch seine einstige Reaktion womöglich bereut. Je länger Amys Drogen- und Alkoholsucht andauerte, desto schwieriger wurden die zahlreichen Entzugsversuche. Amy nutzte Entzugskliniken als vorübergehende Horte der Regeneration und ließ sich dort gleich einem Hotel mit allem, was Sie brauchte, einfach beliefern. So auch mit Drogen und Alkohol. Gegen die Machenschaften von Drogendealern war Mitch sicher weitgehend machtlos. Er hätte, um Amy zu retten, seine Tochter vielleicht ebenso wie der Vater von Britney Spears entmündigen und komplett aus dem System nehmen müssen. Das hat er – aus welchen Motiven auch immer – nicht getan. Ob es Amy gerettet hätte, ist eine Frage, die niemand beantworten kann. Ich denke, es ist eine Frage, die sich auch Amys Eltern immer wieder stellen oder gestellt haben. Nicht umsonst haben sie nach die Amys Tod die Winehouse Foundation gegründet, eine gemeinnützige Wohltätigkeits-Organisation, die u.a. drogenkranke Kinder und ihre Familien unterstützt.

Und dann wäre da noch die „Diagnose" „Dramatischer Persönlichkeitsstil und histrionische Persönlichkeitsstörung"

Folgen wir noch einer weiteren Studie, nämlich den Ausführungen der Median Kliniken, finden sich unter „Dramatischer Persönlichkeitsstil und histrionische Persönlichkeitsstörung" folgende Charaktermerkmale, die ebenfalls auf Amy zutreffen

> *Nur flüchtig Bekannte werden mit unangemessener Begeisterung umarmt oder es kommt zu „Weinkrämpfen", wobei das Ausmaß der* **emotionalen Reaktion** *in keinem Verhältnis zum Anlass steht. Personen mit dieser Störung sind auch häufig unsicher in ihren Meinungen und Ansichten und übernehmen daher schnell die Meinung anderer. Beziehungen werden von ihnen enger wahrgenommen, als sie tatsächlich sind. Sie glauben, zu fast allen Menschen, die sie treffen, einen schnellen engen Kontakt zu haben [...]*

(www.median-kliniken.de/histrionische Persönlichkeitsstörung)

In diesem Zusammenhang möchte ich noch einmal auf das Buch „Saving Amy" von Daphne Barack zurückkommen. Hier gibt es eine Episode, die Daphne Barack selbst mit ihrem Filmteam erlebt hat, als sie Amy und ihren Vater auf der karibischen Insel St. Lucia im April 2009 besucht hat. Daphne wollte hier gemeinsam mit Amy und Mitch Filmaufnahmen für ihre geplante Dokumentation machen. Amy war zu dieser Zeit auf die Insel zurückgekehrt, vorgeblich, um gemeinsam mit Salaam Remi ihr drittes Album zu produzieren. Außerdem sollte sie als Stargast auf dem St. Lucia Jazz Festival auftreten, danach nach England zurückfliegen und ein Konzert zum 50. Jahrestag von Island Records geben. Amy war zu dieser Zeit zwar weg von „harten Drogen", trank aber exzessiv Alkohol und nahm außerdem Librium. Nichtsdestotrotz gab sich Mitch Daphne gegenüber optimistisch, indem er sagte, daß Amy *sehr glücklich hier* sei. Kurz bevor Daphne auf der Insel landete, erhielt sie jedoch eine Textmessage in der Mitch ihr mitteilte, daß für ihn alles schwer zu bewältigen sei:

> *"She [Amy] is drinking a lot ... I can't take it."*

Die Erlebnisse mit Mitch und Amy einzeln, aber gerade auch in der Interaktion, die Daphne während ihres kurzen Aufenthaltes auf der

Karibik-Insel schildert, stimmen mich traurig und nachdenklich.

Amy, die drei Jahre vor ihrem Tod angeblich, wie von Mitch immer wieder betont wird, auf dem Weg der Besserung und „glücklich" war, ist in Wahrheit permanent betrunken. Amy verhält sich auf St. Lucia nicht nur wie ein junger pubertierender Teenager, sondern vielmehr wie eine verlorene junge Frau, die schwer alkoholkrank ist.

Parallel zu ihrem Aufenthalt auf St. Lucia tobt in Amerika der Scheidungskrieg, ein Krieg, der, so könnte man fast meinen, eher zwischen Mitch und Blake als zwischen Amy und Blake geführt wird. Es scheint fast so, als hätte man Amy zu diesem Zweck gänzlich aus der Zielgeraden genommen und auf die abgeschiedene Insel versetzt.

Amy ist während der gesamten Zeit im Grunde völlig neben der Spur und bräuchte dringend ernsthafte Hilfe, Stattdessen wird von ihr erwartet, daß sie produziert und sich auf ihr nächstes Konzert vorbereite, wozu sie allerdings überhaupt nicht in der Lage ist. Sie verbringt die meiste Zeit trinkend an der Bar oder beim Reiten und mit Kindern, in deren Gesellschaft sie sich auch am sichersten zu fühlen scheint. Den Erwachsenen, vor allem auch Daphne gegenüber, zeigt sie in unterschiedlichen Momenten eine Vielzahl an widersprüchlichen Verhaltensweisen, die an ein bedürftiges Kind erinnern.

Unter anderem berichtet Daphne, **daß Amy sie und andere ständig küßt und umarmt und liebkosen möchte. Außerdem stellt Amy Daphne immer neue Menschen vor, die sie erst kurze Zeit kennt, von denen Amy aber sagt, das seien ihre wahren Freunde.** Auffäl ig ist auch ihr einerseits serviles Verhalten – sie möchte jeden bedienen – gepaart mit teilweise extremer Penetranz, wenn es darum geht, den eigenen Willen durchzusetzen. Weinen und Lachen wechseln. Amy küßt und knuddelt exzessiv die Menschen ihrer Umgebung. Auch zeigt sie schamloses Verhalten in Bezug auf eigene Nacktheit.

In diesem Zusammenhang rückt noch ein kleines homöopathisches Mittel in den Fokus, das als eines seiner Leitmotive „Küsst und umarmt jeden" im Mittelbild hat. Crocus sativus, der Safran, ist interessanterweise ein Antidot zu Belladonna, das ja für Amy ebenfalls oft in Frage zu kommen scheint. Bruno Vonarburg schreibt über Safran (Crocus sativus) als homöopathisches Arzneimittel:

Vielfach handelt es sich bei Crocus um hysterische Perso-
nen mit häufigen Wechselstimmungen. Die wankelmütige
Gemütslage zeigt sich oft mit Heiterkeit und Fröhlichkeit
abwechselnd mit Streitsucht und Wutausbruch. Einmal ist
der Kranke sanft, liebevoll, kurz darauf aufbrausend und
zornig– glücklich und zufrieden, dann wieder manisch-de-
pressiv. Zu gewissen Zeiten ist sie/er über andere erzürnt,
anschließend möchte sie/er alle umarmen, d.h. ist außer-
ordentlich zärtlich, möchte alle küssen und wieder folgt ein
erneuter böser Ausbruch. Das ist der Crocus-Typ im höch-
sten Grade (...).

(Bruno Vonarburg: Homöotanik, Band 3)

Daphne, die dieses Verhalten von Amy nahezu identisch in ihren Schilderungen wiedergibt und dann die Umstände kritisch hinterfragt, wird von Amys Vater unter Vorwänden des eigenen Schutzes heftig gedrängt, frühzeitig mit ihm die Insel zu verlassen. Der vermeintliche Grund: Es könnte für Daphne und die Filmcrew gefährlich werden, da Amys Verhalten unberechenbar sei. Es lohnt sich Daphnes Bericht zu lesen, den ich als eine der besten Schilderungen zu Amy Winehouse empfinde. Ich habe mich in diesem Zusammenhang gefragt, ob der Vater nicht Angst hatte, Daphne mit Amy allein zu lassen. Hat er deshalb die Geschichte von der Bedrohung Dahphnes durch seine Tochter bewußt dramatisiert? Eines ist mir klar geworden. Wie auch immer die Fürsorge aussah: Mitch versuchte Amy unter Kontrolle zu halten. Er stand zu ihr in einem zu (?) engen absolut ko-abhängigen Bezugssystem. Um Amy zu helfen, hätte vor allem auch er professionelle Hilfe sicher bitter nötig gehabt. Womöglich hätte beiden unabhängig voneinander besser geholfen werden können.

Blake Fielder Civil – nur ein Symptom?

Sie wundern sich vielleicht, daß ich so wenig auf die Beziehung von Amy und ihrem Ehemann Blake Fielder Civil eingegangen bin. Nun, die Beziehung zu Amy Blake Fielder-Civil ist innerhalb von Amys Krankheit, wie immer man sie auch nennen mag, eine Geschichte für sich und auf ihre Weise äußerst vielschichtig. Blake Fielder-Civil wurde gerade anfangs in vielen Schilderungen über Amy immer wieder als der eigentlich Schuldige betitelt und für ihrem Untergang hauptsäch-lich verantwortlich gemacht. Daß er zunächst höchstwahrscheinlich der Mittler für Amys Zugang zu harten Drogen war, mag sicher richtig sein. Die Frage ist aber, ob Amy nicht sowieso dort gelandet wäre. Sie hat früh Marihuana geraucht, hat schon in jungen Jahren schwer getrunken, war verhaltensauffällig und hatte Sehnsucht nach einem „richtigen Mann". So war sie in ihrer Vorstellung „harten Burschen" und Gangsternaturen, ja man kann sagen outlaws – wie Blake sich nach außen gab – durchaus zugeneigt. Nick Shymansky äußerste sich dazu in der schon genannten Radiosendung auf Channel 4:

> *Look, he was clearly a bad influence on Amy, but she was looking for a bad influence [...] If it wasn't him, she'd have found another idiot from Camden. It was all a big test to her dad. Although to me he 100% introduced her to crack and heroin, I don't blame him. He was an addict, he was ill.*

Auch für mich ist Blake als „Objekt der Begierde" in gewisser Weise austauschbar. Steht er nicht eher als Symptom oder als Symptom-komplex, wie immer man das sehen mag, für Amys Zustand? Ein Symptom womöglich nicht nur von Amy, sondern auch in unter-schiedlicher Weise von Amys Eltern. Schade, daß man ihn als solchen nicht einfach repertorisieren kann. Hierzu müßte ich mir das gesam-te Beziehungsgefüge zwischen Blake und Amy aber auch zwischen Blake und Mitch sowie Blake und Janis detailliert anschauen. Das ist eine eigene Studie wert. Wer weiß...
Tatsache ist, daß Amy auch nach der Trennung auf St. Lucia in Ge-genwart von Daphne und zum Leidwesen ihres Vaters Blakes Na-men in provozierender Weise erwähnte:

> *She continues to talk about Blake, who is currently suing for divorce and is also alleged to have got another woman*

pregnant. From the way she discusses him, in a dry, detached tone, I don't get the impression that it is her one and only obsession to see him at this time. But my feeling is that she does not actually understand that a real divorce is happening back to England. On the other hand, Blake's name is obviously not taboo. Not even in Mitch's presence – Mitch, who has been pushing for the divorce – trying to save her.

(Daphne Barack: Saving Amy)

Es schien als wollte sie mit der Bezugnahme auf Blake die Tabus überschreiten, was Mitch aber auf keinen Fall wahrnehmen wollte. Mir schien es wie ein Augenblick der schmerzvollen Erinnerung an eine nicht gelöste Empfindung, die nach Hilfe und Aufmerksamkeit ringend an die Oberfläche drang. Dergestalt vom Vater und der Umgebung ignoriert, sank das Bedürfnis nach Mitteilung wieder hinab in die Einsamkeit der eigenen Erlebniswelt. Weil nicht sein darf, was nicht sein kann.

Zum Abschluss sei noch eine „Längsschnitt"- Repertorisation der erwachsenen Amy gezeigt, in der sich die meisten der im Text erwähnten Mittel tatsächlich in der Spitzengruppe wiederfinden

1	Gemüt - Abhängig von anderen	16
2	Gemüt - Alkoholismus	154
3	Gemüt - Angst - Familie, um seine	38
4	Gemüt - Beschwerden durch - Bevormundung - lange Zeit, für	11
5	Gemüt - diktatorisch	66
6	Gemüt - Drogen - Verlangen nach - psychotropen Drogen; nach	12
7	Gemüt - eigensinnig, starrköpfig, dickköpfig - widersetzt sic den Wünschen anderer	3
8	Gemüt - empfindlich - Vorwürfe; gegen	38
9	Gemüt - Freude bereiten, zufriedenstellen - Verlangen, anderen eine Freude zu bereiten, sie zufriedenzustellen	15

#		
10	Gemüt - gehalten - Verlangen, gehalten Zu werden	28
11	Gemüt - Hochgefühl - abwechselnd mit - Traurigkeit	12
12	Gemüt - küssen - jeden	14
13	Gemüt - Morphiumsucht	34
14	Gemüt - Musik - Verlangen nach	31
15	Gemüt - Reizbarkeit, Gereiztheit - Gestört wird; wenn er	23
16	Gemüt - spontan, impulsiv	59
17	Gemüt - Stimmung, Laune - wechselnd, wechselhaft	
18	Gemüt - Tiere - liebt Tiere, Tierliebe - Katzen	8
19	Gemüt - trinken - mehr als sie sollte	2
20	Gemüt - verstümmelt seinen Körper	41
21	Gemüt - Widerstreit mit sich selbst	28
22	Gemüt - Wille - widersprüchlich	19
23	Gemüt - Zerrissenheit der Person; Persönlichkeitsspaltung	3
24	Weibliche Genitalien - sexuelles Verlangen - Vermehrt	

	carc.	ars.	nux-v.	phos.	aur.	dulc.	heroin.	puls.	sep.	stram.
	13	12	12	11	10	10	10	10	10	10
1	2	1	1	2				3	1	1
2	1	1	2	2	2		1	1	2	2
3	1	1		1		2	1	1		
4	1								1	1
5	1	1	1	1	1	2	1	1	1	1
6			1		1					
7			3			3				
8	2	1	1			2		1		
9	2					1		1		
10		2	2	1		1			2	2

	carc.	ars.	nux-v.	phos.	aur.	dulc.	heroin.	puls.	sep.	stram.
	13	12	12	11	10	10	10	10	10	10
11	1					2				2
12				1						1
13		1	1	1	1		1	1	1	
14	3				1	2				
15			1		2	1				
16	1	2	1	1	2			3		
17	2	1		2	1			2	1	1
18										
19		1					1			
20	1	1	1	1			1			1
21					1				2	
22							1		1	
23					1		1			
24	1	2	3	3	1	1	1	3	2	2

Amy starb am 23. Juli 2011 in Camden. Sie hatte mehr als 4 Promille Alkohol im Blut. Wenn es stimmt, was geschrieben steht, hatte Blakes neue Lebensgefährtin, Sarah Aspin, die damals werdende Mutter seines Kindes, an Amys Todestag Geburtstag. Blake selbst saß zu dieser Zeit im Gefängnis.

(...) Und hört im Herzen auf zu sein.

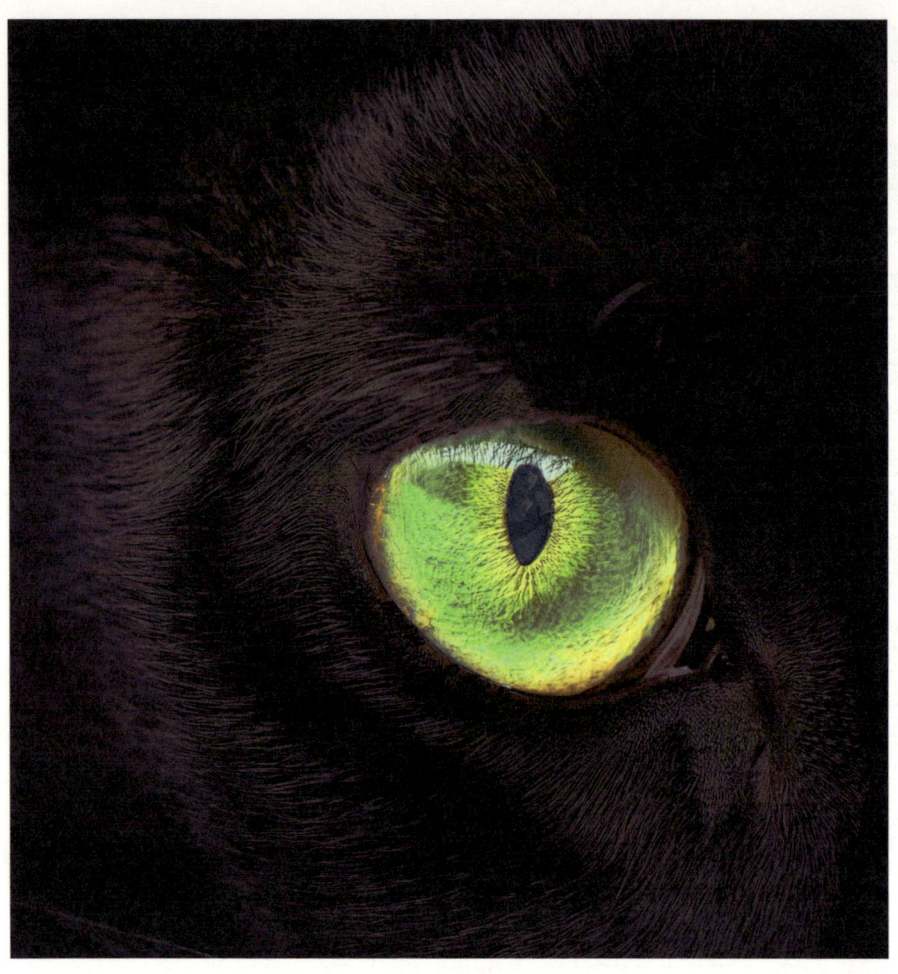

Übersetzungen von englischen Zitaten (die Autorin mit Hilfe von „DeepL")

11
Sie wollte gesehen zu werden, aber mehr als Songwriterin, denn als Star. In vielerlei Hinsicht wurde ihr Markenzeichen, die Bienenstockfrisur, zu ihrem personifizierten Ich, hinter dem sie sich versteckte.

132
Ich versuche nicht, mich vom Star Sein fernzuhalten. Ich sage nicht, 'ich bin nicht sooo berühmt'. Ich versuche, in einer Zeit, in der alle vom Berühmtsein getrieben sind, weiterhin eine Musikerin zu sein. Ich bin nicht Amy der Star: Ich bin Amy, das Mädchen mit der Gitarre.

134
Sie werden versuchen, mich dazu zu bringen, Papiere zu unterschreiben. [...] Mein Daddy bringt immer Leute (hierher) um Geschäfte zu machen. [...] Warum reden (diese) Leute nicht mit mir? [...] Daph, wenn Leute mit mir Geschäfte machen wollen [...] sollten sie das nicht über meine Eltern machen.
[...]
Sie versteht mehr, als man ihr zutraut.

137
Ich war 27, als ich Amy im Chase Farm Hospital, nahe Earfield, Nord London, am 14. September 1983 geboren habe und vom ersten Moment an machte sie die Dinge auf ihre Art. [...] entschied Amy, dass sie bereit war für die Welt und zum zweiten Mal in zwei Tagen fuhr ihr Vater die 15 Minuten zur Entbindungsstation. Um 10.25 pm (22:25) gab Amy ihr Debüt, da war sie bereits 4 Tage zu spät. [...] Im letzten Monat vor Ihrer Geburt habe ich damit angefangen Himbeerblätter als Tabletten zu schlucken [...] ich hatte gehört, dass eine tägliche Dosis die Geburt vorbringen und die Schmerzen erleichtern würde. [...] Reines Wunschdenken. [...] Ich verbrachte ich die meiste Zeit der 4 Stunden Warten vor der Stationsuhr. Am Ende war es viel zu spät für eine PDA, und als ich im Kreißsaal ankam, verließ ich mich ganz auf Gas und Luft. Ich werde nie vergessen, wie die Hebamme mir dazu gratulierte, dass ich in der Endphase so ruhig und gelassen war. Ich konnte nicht aufhören zu kichern, weil sie die Schreie, die ich jedes Mal in die Gasmaske stieß, wenn ich sie mir beim Pressen an den Mund hielt, offensichtlich nicht gehört hatte. „Es ist ein Mädchen!", hörte ich sie verkünden, als alle 7 Pfund 1 Unze von Amy endlich herauskamen. Ich saß kerzengerade da. „Oh Scheiße!" rief ich aus, was vermutlich völlig unangemessen klang, aber mein Gehirn mußte sich völlig umstellen. Ein Mädchen? Wirklich? Wow.

139
Amy kam wie ein Wirbelwind in mein Leben und hat es für immer verändert.

141
Dort wuchs Amy in den ersten Monaten ihres Lebens zu einem aufgeweckten und neugierigen Baby heran. Sie war oft hellwach und weinte nachts, gerade wenn ich dachte, ich hätte sie in den Schlaf gewiegt. Wir hatten ihr Kinderzimmer mit sonnengelber Tapete und weißen Wolken dekoriert, und ich verbrachte viele Stunden damit, sie auf einem Stuhl mit passendem Muster zu stillen. Die Farben spiegelten ihre Persönlichkeit wider – sehr laut und sehr lustig...

141
Sobald die Tür geöffnet wurde, war sie (Amy, d. A.) schon drin, wie ein Wirbelsturm rauschte sie durch alle Zimmer, immer beschäftigt, voller Energie und nicht zu ignorieren.«

142
Amy sprach über ‚Daddy Mitchell‘ und ‚Mitch Winehouse‘, als wären es zwei verschiedene Personen. Mitch Winehouse war der fantastische Geschichtenerzähler, der sie auf sein Knie setzte und sie mit ‚Mitchellismen‘ betörte - Familiengeschichten, Gangster und Gauner. Und dann war da noch Daddy Mitchell, der, kaum dass er angekommen war, auch schon wieder weg wollte. Selbst jetzt fällt es Mitchell schwer, zu lange an einem Ort zu bleiben. So ist er nun einmal. [...] Unseren Kindern hat es an nichts gefehlt. Sie liebten ihn und er liebte sie, aber ich war die ständige Anlaufstelle für ihre praktischen und emotionalen Bedürfnisse. Ich kann nicht behaupten, dass ich Mitchell das nicht übelgenommen habe, denn manchmal war ich frustriert und müde, aber ich habe die Rolle auch angenommen, weil Mitchell so viele Stunden arbeitete. Janis, das ist das Blatt, das dir gegeben wurde, und du musst damit zurechtkommen", dachte ich. Aber manchmal, nur manchmal, sehnte ich mich danach, dass jemand anderes die Zügel in die Hand nimmt. Rückblickend wünschte ich mir, wir hätten mehr Zeit für uns als Familie gehabt.

145
Hey Dad, ich habe ein Lied für dich. Schau, wie ich dazu Schlagzeug spiele [...] Ich bin nicht so gut wie du!
[...] Mein Dad ist wirklich gut.
[...] Mitch reagiert so emotional, dass er mit mir zu tanzt, um meinen Geburtstag zu feiern.

146
Es schien ein wenig beunruhigend, dass Mitch sich einen Namen zu machen schien, während Amy sich öffentlich selbst zerstörte. Er gab Zeitungsinterviews, hatte seine eigene Online-TV-Show und trat im Tagesfernsehen auf, um über seine Tochter zu sprechen. Im Jahr 2009 gab er einem Interviewer gegenüber zu, dass er von seinem eigenen Stück Showbiz-Glanz profitierte: „Sie wollen die Wahrheit wissen? I do." [...] „Aber", sage ich, wir sahen Bilder von Amy, die sich abmühte, während er versuchte, seine Karriere zu starten. „Das ist nicht passiert", sagt er. „Im Jahr 2010 ging es Amy gut." Aber sie hatte mehrere Rückfälle in die Alkoholabhängigkeit. „Es kommt darauf an, was man als ‚kämpfen‘ bezeichnet. Zu diesem Zeitpunkt war sie frei von Drogen und trank nicht mehr. Das Leben muss also weitergehen. Wer würde nicht ein Album machen, wenn er die Chance dazu hätte?"

147
Hey, ich möchte jetzt endlich mal was dazu sagen. Ich möchte eingebunden werden.

148
Manchmal denke ich, dass Amys Leben in den Sternen geschrieben stand, dass es ihr Schicksal war, nur eine kurze Zeit mit mir zusammen zu sein.

135
In dem Monat vor unserer Trennung hatte ich mich guten Freunden anvertraut, aber ich war nicht zusammengebrochen. Ich hatte mir und den Menschen, die mir nahestanden, immer wieder eingeredet, dass es mir gut geht. „Mir geht's gut, ich komme damit klar, mir geht's gut, macht euch keine Sorgen um mich" - das war mein Standard-Mantra. Im

Nachhinein betrachtet, paddelte ich wie wild unter Wasser und schaffte es gerade noch, meinen Kopf über Wasser zu halten. Diese Worte verfolgten mich später wieder, als Amy krank wurde. In den dunkelsten Tagen ihrer Sucht und in dem Jahr vor ihrem Tod sagte sie genau dasselbe - „Mir geht es gut, mach dir keine Sorgen um mich" - und ich konnte mich sofort damit identifizieren.

162
Amy versuchte, mich vor der Realität ihres Lebens zu schützen. Sie wollte mich als „Mamafigur" behalten, die von allem, was sie erlebte, unberührt blieb. Amy hatte sich von klein auf um mich gekümmert, insbesondere nach dem Scheitern der Ehe mit ihrem Vater Mitchell, und ich vermute, sie wollte mich nicht verunsichern...

164
Am Tag nach Amys Geburt kam Mitchell auf die Entbindungsstation [...] den Kopf in die Händen gestützt verkündete er: „Janis, ich muss dir etwas sagen." Ich hob meine Augenbrauen. Ich wusste sofort, dass dieser Auftakt wie alles, was danach kam, nicht gut enden würde. Er gestand mir, dass er ein paar Tage zuvor seinen Job verloren hatte. Das war nicht gerade die Nachricht, die ich hören wollte. Wir waren gerade erst umgezogen. Wir hatten eine größere Hypothek zu bewältigen, und ich hielt unser neues Baby in den Armen. Aber ich kannte Mitchell, seit ich vierzehn war, und ich hatte auf die harte Tour gelernt, dass mich nichts überraschen würde, wenn es um ihn ging.
[...]Mitchell war aufregend - risikofreudig. Mit ihm zusammen zu sein war immer ein Abenteuer, und in den ersten Tagen unserer Ehe hatten wir viel Spaß. Auf der Entbindungsstation an diesem Tag wusste ein Teil von mir, dass er schon bald wieder auf den Beinen sein würde: Dennoch war dies weder die Zeit noch der Ort für solche Nachrichten. Ich war erleichtert, als Mitchells Mutter ins Krankenhaus kam und Amy und mich zurück in die relativ ruhige Osidge Lane brachte, wo ich mich sicher und wohl fühlte. Noch heute weckt unser altes Haus bei mir die schönsten Erinnerungen an die Familie.

165
Cinthie wurde zu einem Felsen in der Brandung, der mich in den kommenden Jahren mit praktischer und emotionaler Unterstützung versorgte. In der Tat war sie wie eine zweite Mutter für mich

166
Mitch hat sich sicherlich gekümmert. Sein erschütterndes Buch, das 2012 erschien, enthüllte seine enge Beziehung zu Amy (manchmal zu eng, was ihm peinlich war): Sie sprach mit ihm über ihre Fruchtbarkeit und den Wunsch, ein Baby zu bekommen, und einmal, als sie im Krankenhaus lag, schickte sie ihn los, um Unterwäsche zu kaufen, und bestand darauf, dass er zu Agent Provocateur ging, dem Geschäft für sexy Dessous. Eine Tätowierung auf ihrem linken Arm lautete „Daddy's Girl". Wenn seine Schilderungen wahr sind – und es gibt keinen Grund, ihm nicht zu glauben, so detailliert sind die auf sorgfältig geführten Tagebüchern basierenden Beschreibungen der vielen Male, in denen er Drogendealer aus ihrem Haus warf, sie in Kliniken brachte oder einfach nur kam, weil sie ihn wollte -, ist es klar, dass er kein abwesender, gefühlloser Vater war.

167
Es war furchtbar", sagt er. Nach dem Ende der Veranstaltung ging er zu den Filmemachern, die ebenfalls anwesend waren. „Ich sagte ihnen, dass sie eine Schande seien. Ich sagte: ,Ihr solltet euch schämen. Ihr hattet die Gelegenheit, einen wunderbaren Film zu machen, und ihr habt das hier gemacht.

168

Als man an uns herantrat, um den Film zu drehen, kamen wir mit der vollen Unterstützung der Familie Winehouse an Bord, und wir gingen das Projekt mit absoluter Objektivität an, wie bei Senna. Während des Produktionsprozesses haben wir etwa 100 Interviews mit Menschen geführt, die Amy Winehouse kannten: Freunde, Familie, ehemalige Partner und Mitglieder der Musikindustrie, die mit ihr gearbeitet haben. Die Geschichte, die der Film erzählt, ist ein Spiegelbild unserer Erkenntnisse aus diesen Interviews.

168

Ich werde in ihren letzten Lebensjahren als abwesender Vater dargestellt. Es wurde der Eindruck erweckt, die Familie sei nicht da gewesen. [...] Amy würde wütend sein. Das ist nicht das, was sie gewollt hätte.

168

Das können weder Sie noch ich wirklich beurteilen. Ich glaube nicht, dass er so böswillig ist, wie er dumm ist. Jeder Mensch hat ein gewisses Maß an Habgier, und er ist ein gescheiterter Verkäufer von Doppelverglasungen. Er ist ein Taxifahrer, der seinen Job an den Nagel gehängt hat, als Back To Black aufflog, weil er für seine Tochter da sein wollte. Ich glaube, er hat sich hinreißen lassen. Er hat sie geliebt, aber er wollte immer eine eigene Gesangskarriere. Sie hat ihn eindeutig geliebt. Mitch hat seine Tochter verloren, und aus diesem Grund gehe ich in dem Film nicht näher darauf ein, was ich von ihm halte oder wie er die Dinge gehandhabt hat. Es ging mir nicht darum, seine Trauer zu verstärken.

180

„Du bist nicht süchtig. Du hast kein Problem: Du leidest nur (gerade) an einem gebrochenen Herzen."
[...]
Also war alles, was ich vorhatte, zum Fenster hinausgeschmissen. Mitch ist die einzige Person, die es hätte verhindern können. Warum er es nicht getan hat, ist jetzt leider eine irrelevante Frage.«

184

Er hatte eindeutig einen schlechten Einfluss auf Amy: Wenn er es nicht gewesen wäre, hätte sie einen anderen Idioten aus Camden gefunden. Es war alles ein großer Test für ihren Vater: Obwohl er sie zu 100% an Crack und Heroin herangeführt hat. Ich mache ihm keinen Vorwurf. Er war ein Süchtiger, er war krank.
[...]
Sie spricht weiterhin über Blake, der derzeit auf Scheidung klagt und angeblich auch eine andere Frau hat, die bereits von ihm schwanger ist. Die Art und Weise, wie sie über ihn spricht, in einem trockenen, distanzierten Ton, vermittelt mir nicht den Eindruck, dass es ihre einzige Obsession ist, ihn zu diesem Zeitpunkt zu sehen. Aber ich habe das Gefühl, dass sie nicht wirklich versteht, dass in England eine echte Scheidung im Gange ist. Andererseits ist der Name Blake offensichtlich kein Tabu. Nicht einmal im Beisein von Mitch – Mitch, der die Scheidung forciert hat, um sie zu retten.

Anhang: Quellen

1. Johnny Cash und Elvis Presley

Cash, Johnny mit Patrick Carr: CASH. Die Autobiografie, Hamburg 2021

Hillburn, Robert: Johnny Cash. Die Biografie, München 2018

Posener, Alan und Maria: Elvis Presley, Hamburg 1993

Im Text erwähnte Spielfilme:

Walk the Line, Reg. James Mangold, 2005

Elvis, Reg. Baz Luhrmann, 2022

2. Freddie Mercury

Books, Greg; Lupton, Simon (Hrsg.): Freddy Mercury. Ein Leben in eigenen Worten, Höfen 2020

Hince, Peter: Queen intim, Höfen 2015

Hutton, Jim; Wapshot, Tim: Mercury and me, London 2019

Jones, Lesley-Ann: Freddy Mercury. Die Biografie, München 2016

Smith, Jacky; Jenkins, Jim: Queen – wie alles begann ... Die autorisierte Biografie, Höfen 2022

3. Amy Winehouse

Amy Winehouse Estate: Amy Winehouse. In her words, London 2023

Bandelow, B.: Celebrities. Vom schwierigen Glück berühmt zu sein, Hamburg 2006

Banzhaf, H. und Ann Haebler in „Schlüsselworte der Astrologie«:

Barack, D.: Saving Amy, London 2010

Becker, E.: Falldokumentation zu Amy Winehouse. Analyse und Einzelfallhilfe, München 2022

Benjamin, W.: Das Kunstwerk im Zeitalter seiner technischen Reproduzierbarkeit, Berlin 2022

Cobain, K.: Tagebücher, Köln 2002

Clark, St.: Amy Winehouse's friends and first manager opens, Hotpress 201

Clark, Stuart: Amy Winehouse's Friend and first manager opens. Channel 4 Cooperation: Stuart Clark im Interview mit Nick Shymansky

Elendt, D.: Die sogenannten chronischen Krankheiten. Homöopathische Miasmen als Entwicklungsphasen der Persönlichkeit, Norderstedt 2004
Elendt, D.: Psychodynamik homöopathischer Arzneimittelbilder Teil 1-4, Norderstedt Miasmen als Entwicklungsphasen der Persönlichkeit, Norderstedt 2004, 2011-2018

Findeiß, F. Die Entfaltung musikalischer Begabung. Bedingungen und Voraussetzungen am Beispiel Amy Winehouse und Kurt Cobain, Norderstedt 2015

Fuchs-Gamböck, M. Schatz, T: Amy Winehouse. I'm no good, München 2008

Green, L: Neptun Die Sehnsucht nach Erlösung, Tübingen 1996

Hensel P.J.l: Astrovitalis GmbH, Lehrmaterialien

James, T.: Meine Amy. Ein Abschied in Worten, Berlin 2021

Johnston, N.: Amy, Amy, Amy. Die Amy Winehouse Story, Berlin 2008

Jung, C.G.: Über die Archetypen des kollektiven Unbewussten, in "Gesammelte Werke", Band 9/1, Solothurn, Düsseldorf 1995

Konfuzius: Gespräche, Stuttgart 1989

Parry, N.: Amy Winehouse. Beyond Black, München 2021

Plietzsch, S.: Die PLUS und der kleine Häwelmann Überlegungen zu einer Uni der Zukunft

Podvoll, Edward M.: Verlockung des Wahnsinns, München 1994

Raba,P.: Göttliche Homöopathie, Murnau 1999

Schuller, A. Bredow von, N.: Back to Black. Amy Winehouse. Ihr viel zu kurzes Leben, München 2011

Swoboda, F. Kindliche Entwicklungsstörungen 28.Münchner Homöopathie-Tage

Storm, T.: Der Kleine Häwelmann

Vornaburg, B. Homöotanik, Band 3, Stuttgart 2005

Winehouse, J.: Loving Amy. A mother's story, London 2014

Winehouse, M.: Meine Tochter Amy, Kindle Ausgabe, 2012:

Filme, DVD's:

I told; I was in trouble, 2007.

Amy. The girl behind the name, Reg. Kapadia Asif 2015

Amy Winehouse. Ihr Leben, MIG Filmgroup 2011

Amy Winehouse at the BBC, Universal Island Records 2012
Back to Black, Reg. Taylor-Johnson, S. 2024

4. Abbildungen:

Umschlag: Gestaltung D.A. Elendt,

Unter Verwendung eines von der in Adobe Firefly® integrierten KI generierten Bildes (Filename: Firefly2 Bühne, Mikrophonständer hoch, Schlagschatten, vor dem Auftritt, Blick leicht von oben 11086.tif), von D.A. Elendt nachbearbeitet

S. 9:
Tafel am Gebäude des Sun-Studios in Memphis, TN, Autor Chris Light, Lizenz: CC BY-SA 4.0, nachbearbeitet (Gradationskurven, Farbänderung): D.A. Elendt

S. 11:
Sun Studio in Memphis, TN, Autor: JeremyA, Lizenz: CC BY-SA 2.5

S. 12:
unten links: Geburtshaus von Elvis Presley in Tupelow, Autor: MarkusKun, gemeinfrei
unten rechts: Kindheitshaus von Johnny Cash, Autor: Thomas R. Machnitzki, Lizenz CC BY 3.0

S. 22:
Cadillac Eldorado convertible, IfCar, gemeinfrei (farblich verändert)

Seite 29: Schema der Miasmenauffassung nach Elendt

S. 46:
Oben: Demeter mit Weizen und Mohn, Fresko von Cosmè Tura, gemeinfrei
unten links: Coatlicue, die aztekische Mutter- und Todesgottheit
Autor: Luitger, Lizenz CC BY-SA 3.0
unten rechts: Ouroboros aus der Chrysopoeia der Kleopatra, gemeinfrei

S. 64:
Johnny Cash in San Quentin, Autor: Johnnycash1950-2003, Lizenz CC BY-SA 3.0

S. 68:
Nick Cave, Autor: Ralph_PH, Lizenz CC BY 2.0

S. 71:
Montage: D.A. Elendt, unter Verwendung von Fotos von:
1) einem Cadillac DeVille Autor: That Hartford Guy, Lizenz CA BY-SA 2.0
2) Elvis Presley im Weißen Haus, Autor Ollie Atkins, gemeinfrei
3) Elvis Presley singt „Jailhouse Rock", Metro Goldwyn Mayer, public domain
4) Johnny Cash im Weißen Haus, The Nixon Library, public domain
5) einer akustischen Gitarre

S. 73:
Freddie Mercury, Gestaltung Dieter Albin Elendt

S. 101:
Freddie Mercury im Harlekin-Kostüm, 1977, Autor: Carl Lender
Lizenz CC BY-SA 3.0, Auflösung durch PhotoZoom Pro 9 hochgerechnet

S. 119:
Freddie Mercury bei Madam Tussaud's, Autor: Dennis Bourez, Lizenz CC BY 2.0,

S. 121: Gestaltung: D.A. Elendt, unter Zuhilfenahme der generativen AI von Adobe
Firefly ® Bestehend aus folgenden AI-generierten Teilen, die nachbearbeitet wurden:

1. Hintergrund: Wolken, Himmel, Mond,
2. Kinderbett
3. Kind, Rückenansicht, schwarze Haare
4. vom Wind aufgeblähtes Bettlaken

S. 129:
Amy Winehouse, 2007, Autor: Rama, Lizenz CC BY-SA 2.0

S. 130:
Frank Sinatra 1955, NBC television, gemeinfrei,

S. 148:
Horoskop von Amy Winehouse, wie von dem Programm „AstroStar®" geliefert

S. 188:

Auge eines schwarzen Panthers, generiert durch Adobe Firefly®, nachbearbeitet
(Filename: Firefly grünes Auge eines Panthers vor schwarzem Hintergrund 5511.jpg
Sofern nicht anders angegeben, wurden die entsprechenden Dateien von der
Wikimedia-Webseite heruntergeladen

5. Verwendete Software

sofern nicht bereits erwähnt:
Microsofft Word®, Adobe Photoshop®, Adobe Indesign®,
Radar Opus 3.3.23®